認知症は予防できる!

ボケるのがイヤなら、これは食べるな

れは食べるな
これは食べる

渡辺雄二
Yuji Watanabe

ビジネス社

認知症は予防できる！

「ボケるのだけはイヤだ」と誰もが思っているでしょう。ボケる、すなわち認知症になると、日常生活を送れなくなってしまいます。たとえば、極度の物忘れ。食事をしてもすぐに忘れてしまい、もう一度食事をしようとします。また財布をポケットに入れてもすぐに忘れて、「財布がない」と騒いだりします。自分の子どもの名前や顔さえも忘れてしまうこともあります。

また「失見当」といって、今が何日で何曜日なのか、自分がどこにいるのか分からなくなることもよくあります。家の中のトイレも分からなくなって、小便や大便を部屋や廊下ですることも。外に出ると家の場所が分からなくなって迷子になり、警察に保護されるということも珍しくありません。

さらに幻覚や被害妄想に陥るケースもあります。「庭に孔雀が羽を広げている」とか、「隣の人が自分を殺そうとしている」などと、ありもしないことを騒ぎたてることもあります。

つまり、認知症になると、自分がそれまでの自分でなくなってしまうのです。まるで別人格になってしまう、あるいは人格そのものを失ってしまうのです。

私の親族や知人でも、認知症に陥ってしまい、様々なボケ症状が現れている人が何人もいます。その家族は、介護に大変な思いをしている状況です。

しかし、いくら「ボケるのはイヤだ」と思っても、ボケてしまう人が少なくありません。２０２５年には65歳以上のおよそ５人に１人が認知症になるとの予測もあります。

ボケは一種の病気です。つまり、脳の機能が低下して、その低下した部分の働きが失われてしまうのです。記憶も認識も思考も、すべて脳の働きによるものですから、その機能が失われれば、記憶も認識も思考もできなくなり、その結果、様々なボケ症状が現れるのです。

しかし、病気であるということは、逆から見れば認知症は防ぐことができるということです。その原因を見つけて、それを取り除いたり、あるいは予防すればいいからです。そしてそれは十分可能なのです。

認知症の原因は分かってきている

「アルツハイマー」という言葉を聞いたことがあると思います。最近、テレビや新聞、ネットニュースなどでもこの言葉がよく出てきます。「アルツハイマー」とは、認知症の一タイプです。

その原因は、アミロイドβというたんぱく質の一種であることが分かっています。これが脳内に蓄積していきます。するとこのアミロイドβの影響で、脳の神経細胞が死滅してしまい、脳の一部が委縮してしまいます。この萎縮は、記憶をつかさどっている「海馬」という部分で起こることが多く、そのため記憶力が極端に低下しまうのです。

さらに萎縮がそのほかの部分でも起これば、脳の認識力や思考力などが極端に低下することになります。その結果、様々な症状が現れることになるのです。このタイプの認知症は、「アルツハイマー型認知症」と言われています。

また脳の血管が詰まるなどすると、血液の流れが悪くなって、神経細胞に酸素や栄養素が十分に供給されなくなってしまいます。そのため脳の機能が低下して、記憶力や認識力などの極端な低下が起こり、症状が現れます。これを「脳血管性認知症」といいます。

日本では、アルツハイマー型認知症と脳血管性認知症が全体の9割を占める

日本人の場合、アルツハイマー型認知症と脳血管性認知症が、認知症全体の9割近くを占めるというデータがありますが、脳血管性認知症の場合、予防することは十分可能です。なぜなら、血管の状態が悪くなり、血液の流れが悪くなって起こるので、その状態を改善したり、防いだりしてやればいいわけです。実際にそうやって認知症を改善したり、病院に入院している認知症の患者を改善させたケースがあります。本書では、第2章でその事例を詳しく紹介していますので、ぜひ参考にしていただければと思います。

アルツハイマー型認知症については、まだ分かっていない部分も多いのですが、アメリカの研究によると、人工甘味料を毎日摂取している人の場合、アルツハイマー型の認知症になる確率がひじょうに高くなることが分かっています。

さらにアルツハイマー型認知症の場合、糖尿病との関連が深いことが分かっています。すなわち、糖尿病になっている人は、アルツハイマー型認知症になるリスクが高いのです。逆から見れば、糖尿病にならないように注意すれば、アルツハイマー型認知症になるリスクを減らせるということです。これらについては、第1章で詳しく解説しています。

つまり、脳血管性認知症もアルツハイマー型認知症も、その予防法がある程度分かっており、それを実践することで、認知症にならないですむと考えられるのです。

日常生活の心がけで認知症は防げる

認知症を予防するためには、まず日常の食生活に注意することが大切です。第

5章で詳しく紹介していますが、その一つが日本人に昔から親しまれている緑茶を飲むことです。ご存知のように緑茶には「カテキン」という独特の成分が含まれています。このカテキンは、血液中の中性脂肪やコレステロールを低下させることが分かっていますが、認知症にも予防効果のあることが分かっているのです。

また、サバやイワシ、サンマ、マグロなどの青魚を食べることで、認知症の発症リスクを低下させることができます。それらには血液の流れをよくする不飽和脂肪酸が含まれていて、脳血管性認知症の予防につながると考えられるからです。

さらに食事以外の生活行動によっても、認知症を予防できると考えられます。たとえば、ウオーキングを行なったり、自分で料理するように心がけることです。こうして予防を心がけることで、認知症にならないですむと考えられます。

本書では、認知症にならないための具体的な方法を示しています。ぜひそれらを実践されて、ボケないでいただきたいと思います。

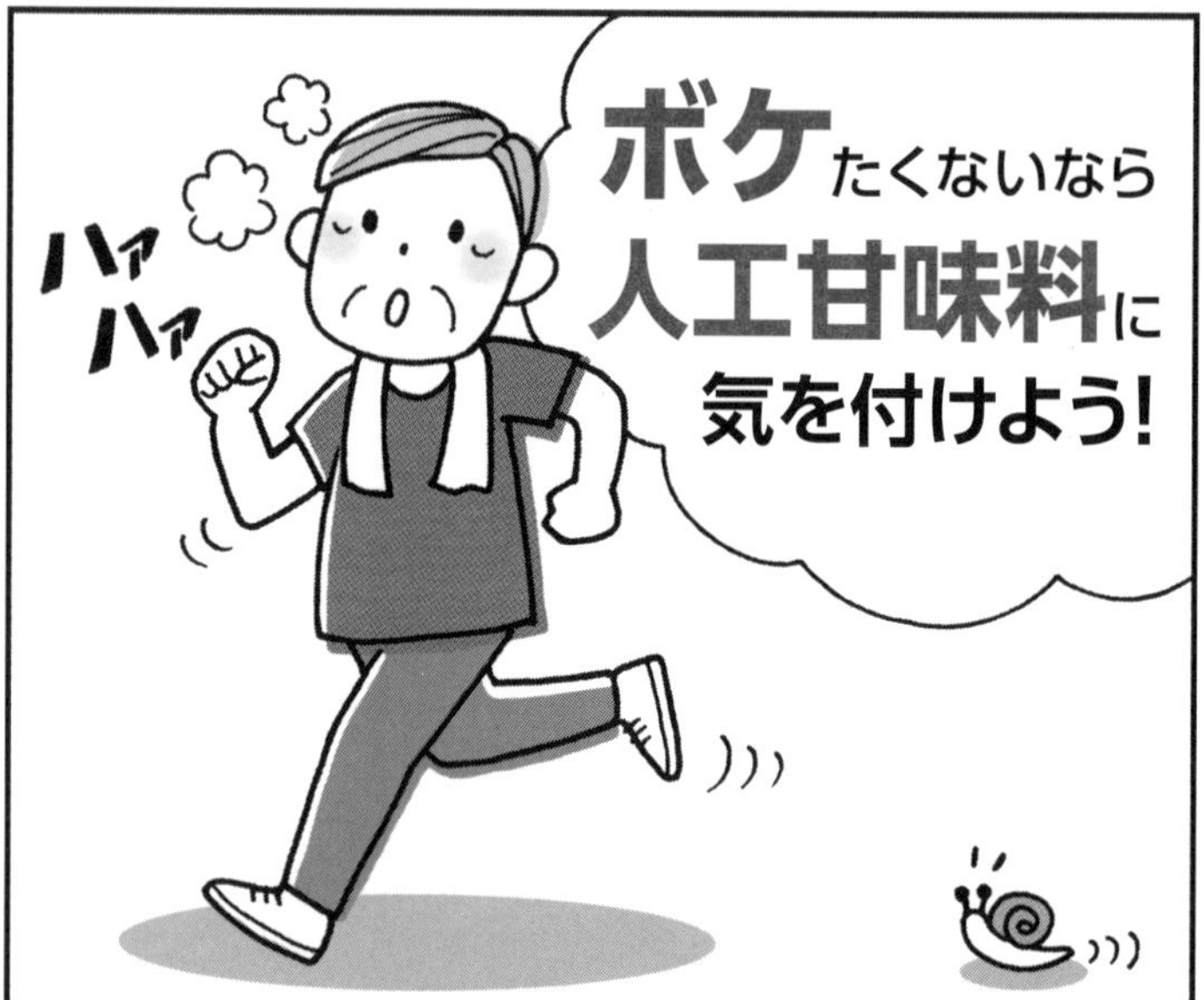
ボケたくないなら
人工甘味料に
気を付けよう!
ハァ
ハァ

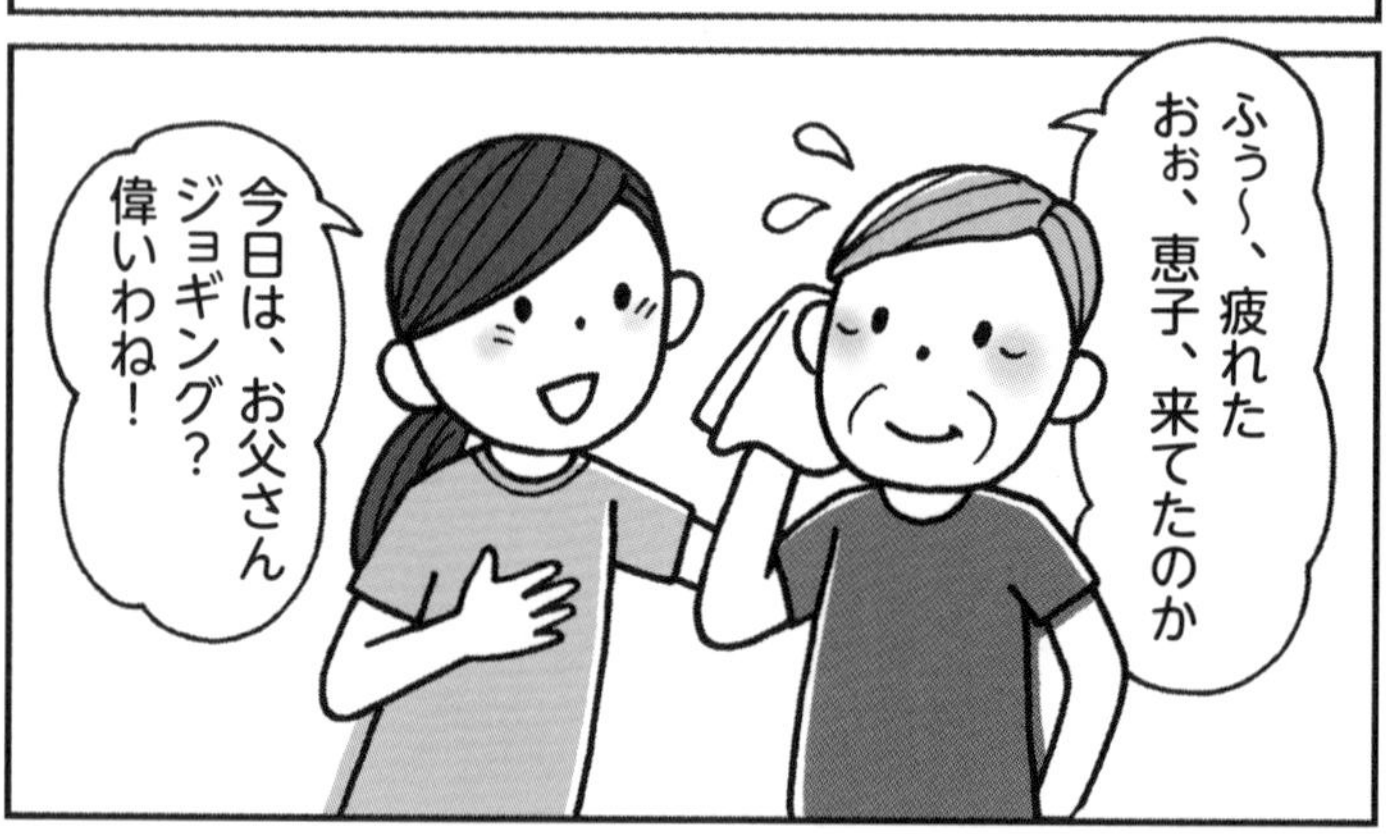
ふう〜、疲れた
おぉ、恵子、来てたのか
今日は、お父さん
ジョギング?
偉いわね!

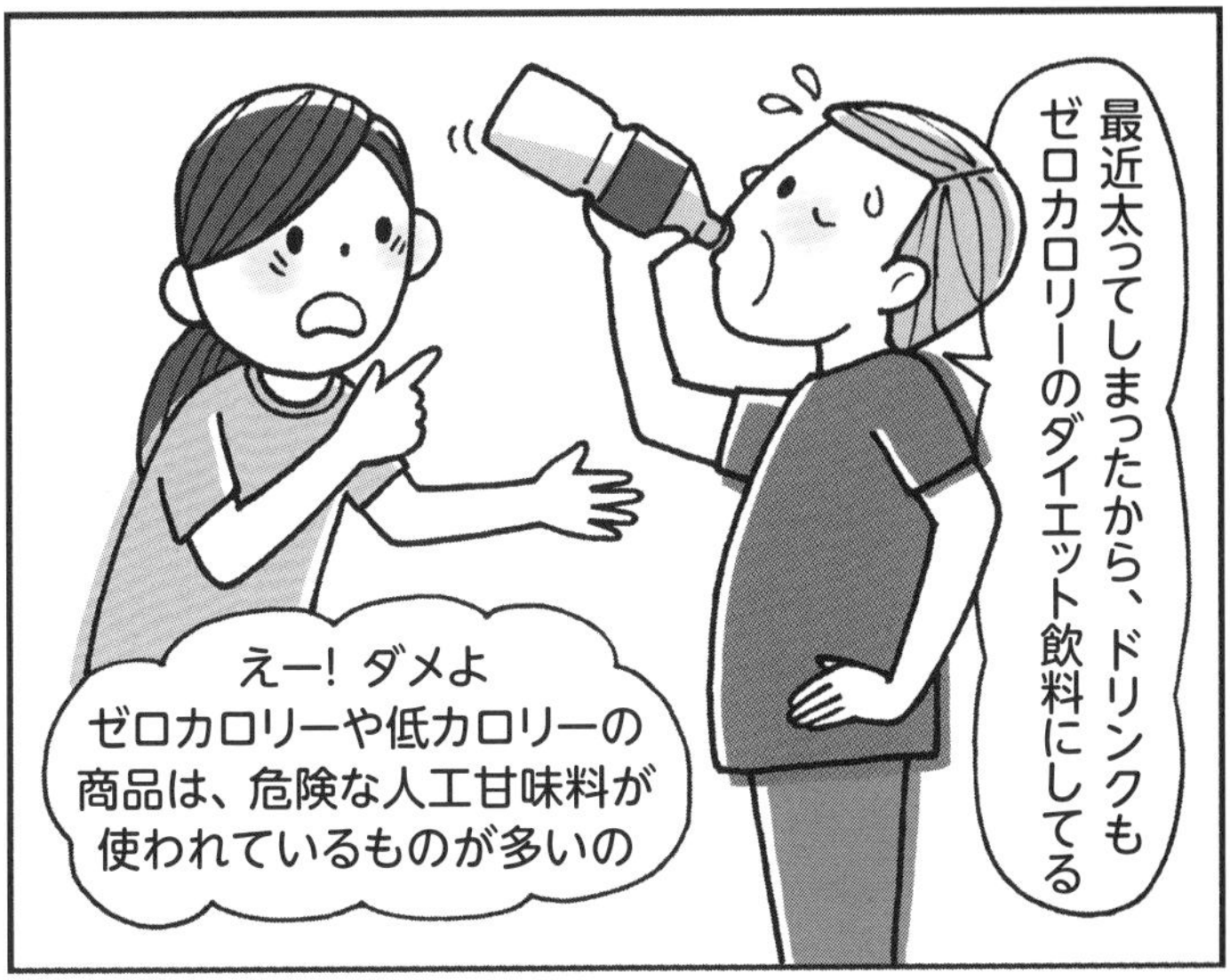
最近太ってしまったから、ドリンクもゼロカロリーのダイエット飲料にしてる
えー! ダメよ ゼロカロリーや低カロリーの商品は、危険な人工甘味料が使われているものが多いの

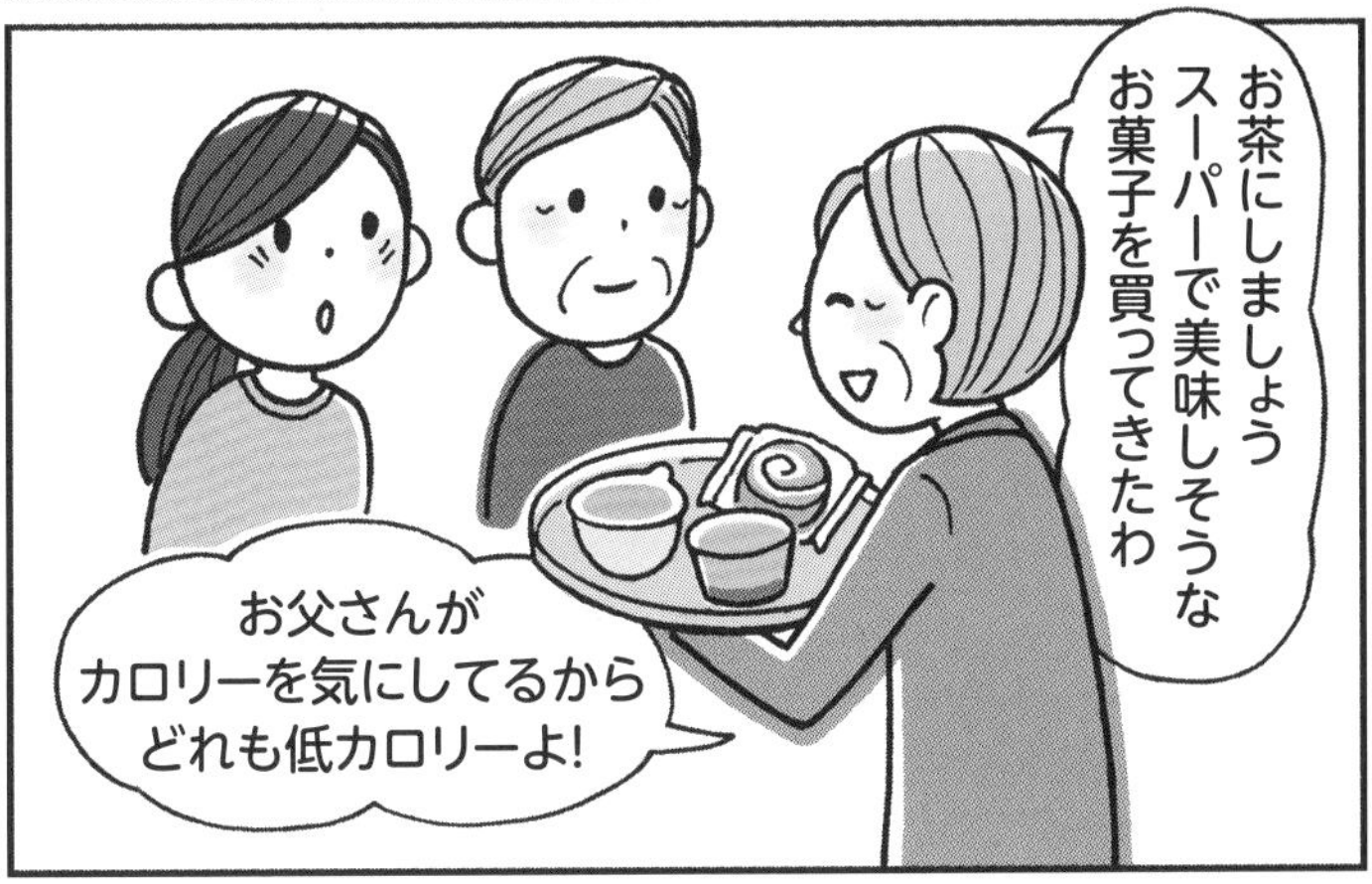
お茶にしましょう スーパーで美味しそうなお菓子を買ってきたわ
お父さんが カロリーを気にしてるから どれも低カロリーよ!

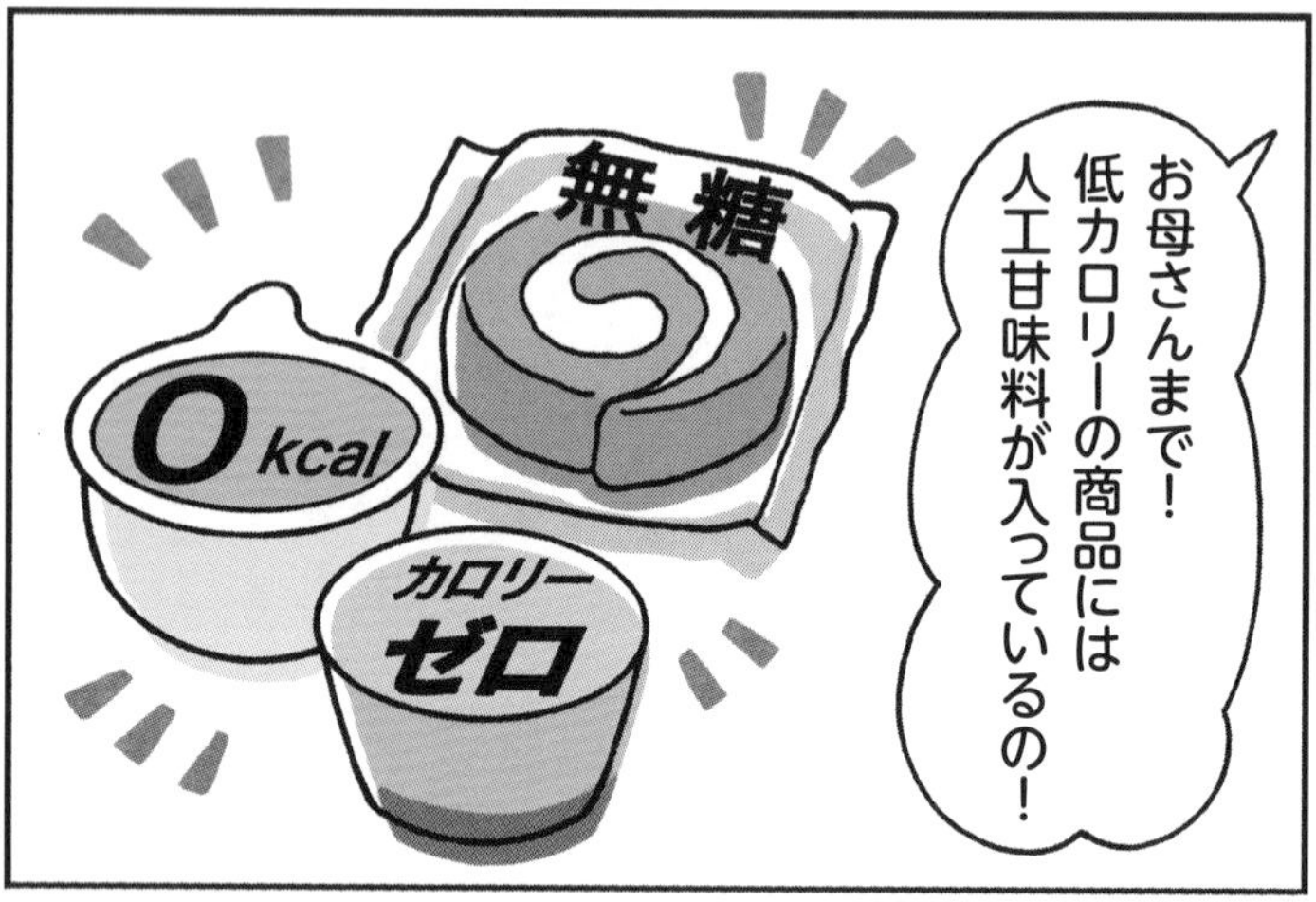
お母さんまで！低カロリーの商品には人工甘味料が入っているの！
無糖
0kcal
カロリーゼロ

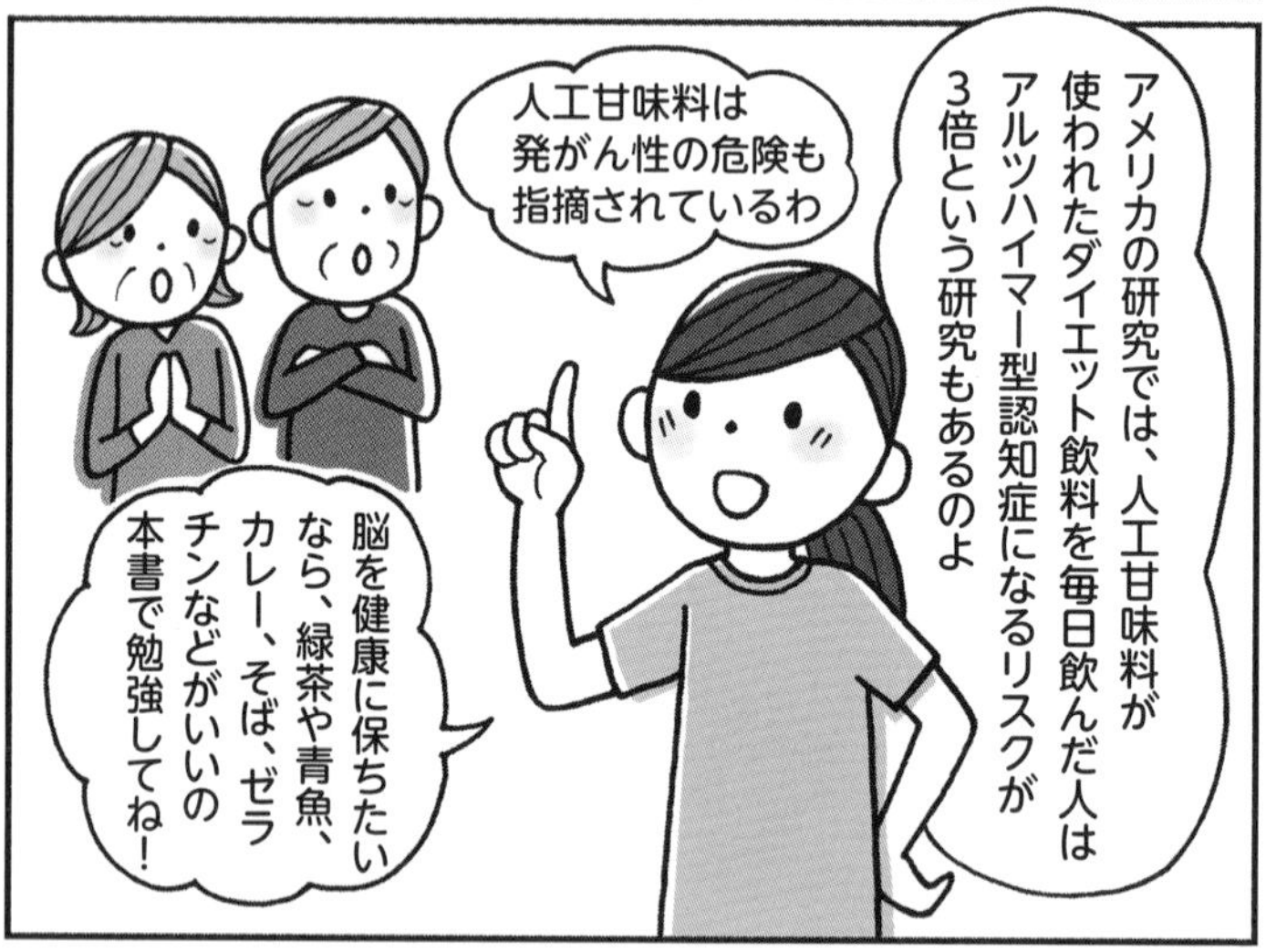
アメリカの研究では、人工甘味料が使われたダイエット飲料を毎日飲んだ人はアルツハイマー型認知症になるリスクが3倍という研究もあるのよ
人工甘味料は発がん性の危険も指摘されているわ
脳を健康に保ちたいなら、緑茶や青魚、カレー、そば、ゼラチンなどがいいの本書で勉強してね！

第1章 アルツハイマーがイヤなら、人工甘味料は食べるな

第2章

認知症患者をビタミンCで治した病院長

第3章

ビタミンCとゼラチンパウダーで認知症を予防する

第4章 認知症の基本知識

第5章

食べ物で認知症を防ぐ

ボケを防ぐ食品

第6章

食べ物以外の認知症予防法

＊本文中に、商品の価格が記載されている箇所がありますが、これはあくまでも筆者が購入した際のものです。この価格で販売されていることを保証するものではありません。

＊本書の執筆にあたっては、以下の書籍や論文等を参考にしました。

『Sugar-and Artificially Sweetened Beverages and the Risks of Incident Stroke and Dementia: A Prospective Cohort Study』(Stroke. 2017 May)
『ボケはビタミンCで治る』（松家豊著、廣済堂出版刊）
『アルツハイマー病は「脳の糖尿病」』（鬼頭昭三、新郷明子著、講談社刊）
『生活習慣の改善で認知症を予防する』（斎藤嘉美著、ペガサス刊）
『第7版　食品添加物公定書解説書』（廣川書店刊）
『スクラロースの指定について』（厚生労働省行政情報）
『アセスルファムカリウムの指定について』（厚生労働省行政情報）
『七訂食品成分表2016』（香川芳子監修、女子栄養大学出版部刊）
『漢方家庭医学百科』（久保道徳、高橋義夫著、評伝社刊）

第1章

アルツハイマーがイヤなら、人工甘味料は食べるな

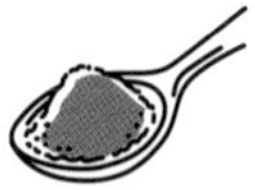

認知症になると日常生活が困難に

いうまでもないことですが、認知症とは、脳の働きが悪くなって記憶力や認識力、思考力などが極端に低下し、日常生活を送ることが困難になってしまう状態です。人によっては、幻覚や幻聴、被害妄想などの精神疾患に似たような症状が現れることもあります。

私も親族や知人で認知症に陥った人を何人も知っています。たとえば、親族の70代の女性は一人暮らしをしていましたが、自分で料理を作ることができなくなりました。また買い物も財布を持っていかず、そのためレジを通過することができず、警察に保護されるということがありました。夏場には暑いせいか、下着姿で平気で外を出歩くようになり、お風呂に入ると気分がいいのかなかなか浴槽から出ようとせず、一晩中入っていることもありました。さらに「失見当」といって、家を出て自分がどこにいるのか分からなくなり、街中を彷徨《さまよ》っていたところを警察に保護されるということも。そしてとうとう家族のことが認識できなくなってしまいました。

またやはり親族の70歳代の女性は、夫と二人暮らしをしていましたが、夫が浮気をしていると疑うようになりました（夫も70歳代で、そんなことをするはずはまったくないのですが）。そして、「知らない女が夫の寝床に入り込んでいる」と騒ぐようになりました。いわゆる「幻覚」です。そのため施設に入ってもらわざるを得なくなりました。認知症が進行すると、「幻覚」や「幻聴」などの精神疾患様の症状になることも珍しくないのです。

いずれにせよ、認知症になって、それが進行すると、一人では生活を送るのが困難になりますし、周囲にも多大な迷惑をかけることになります。認知症患者を抱えた家族の場合、患者の介護にたいへんな負担を負うことになります。ですから「認知症にだけはなりたくない」と、誰もが思っていることでしょう。

しかし認知症は増え続けていて、「日本における認知症の高齢者人口の将来推計に関する研究」（厚生労働科学特別研究事業　平成26〈2014〉年度）によると、65歳以上の認知症患者は2020年が約630万人ですが、それがどんどん増えていって2025年には約730万人に達し、5人に1人が認知症になると予測されています。さらにその後も増え続けていくことが予想されています。

謎の多いアルツハイマー型認知症

認知症は、その原因によっていくつかのタイプがあります。アルツハイマー型、脳血管性、レビー小体型などですが、一番多いのがアルツハイマー型認知症です。次ページの図は厚生労働省の資料から抜粋したものです。約7割がアルツハイマー型認知症であり、そして、約2割が脳血管性認知症で、そのほかレビー小体型認知症、前頭側頭型認知症などとなっています。したがって、アルツハイマー型認知症を予防することができれば、おおよそ認知症にならないですむということです。

ただ厄介なのは、アルツハイマー型認知症はまだ分かっていない点が多いということです。これまでの研究で、アミロイドβというたんぱく質が脳に蓄積することで起こることは分かっています。すなわち、アミロイドβが長年にわたって少しずつ蓄積し、それが脳の神経細胞を死滅させてしまいます。そのため脳の一部の機能が失われてしまうのです。アミロイドβが蓄積して塊りになった状態は「老人班」といわれ、アルツハイマー型認知症の患者によく見られる現象です。

その機能喪失は、脳の「海馬」という部分で多く起こることが分かっています。海馬は脳の奥深くにあり、記憶

認知症の種類

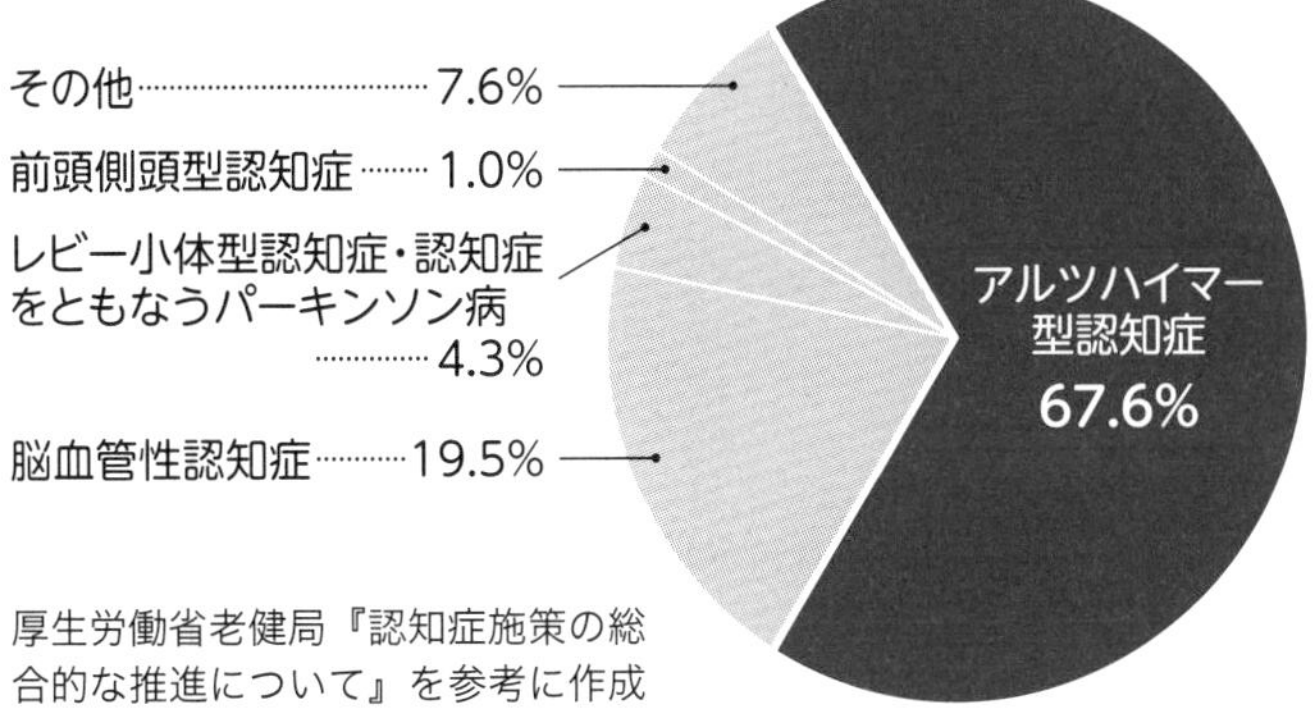

厚生労働省老健局『認知症施策の総合的な推進について』を参考に作成

記憶に深く関係する脳の海馬

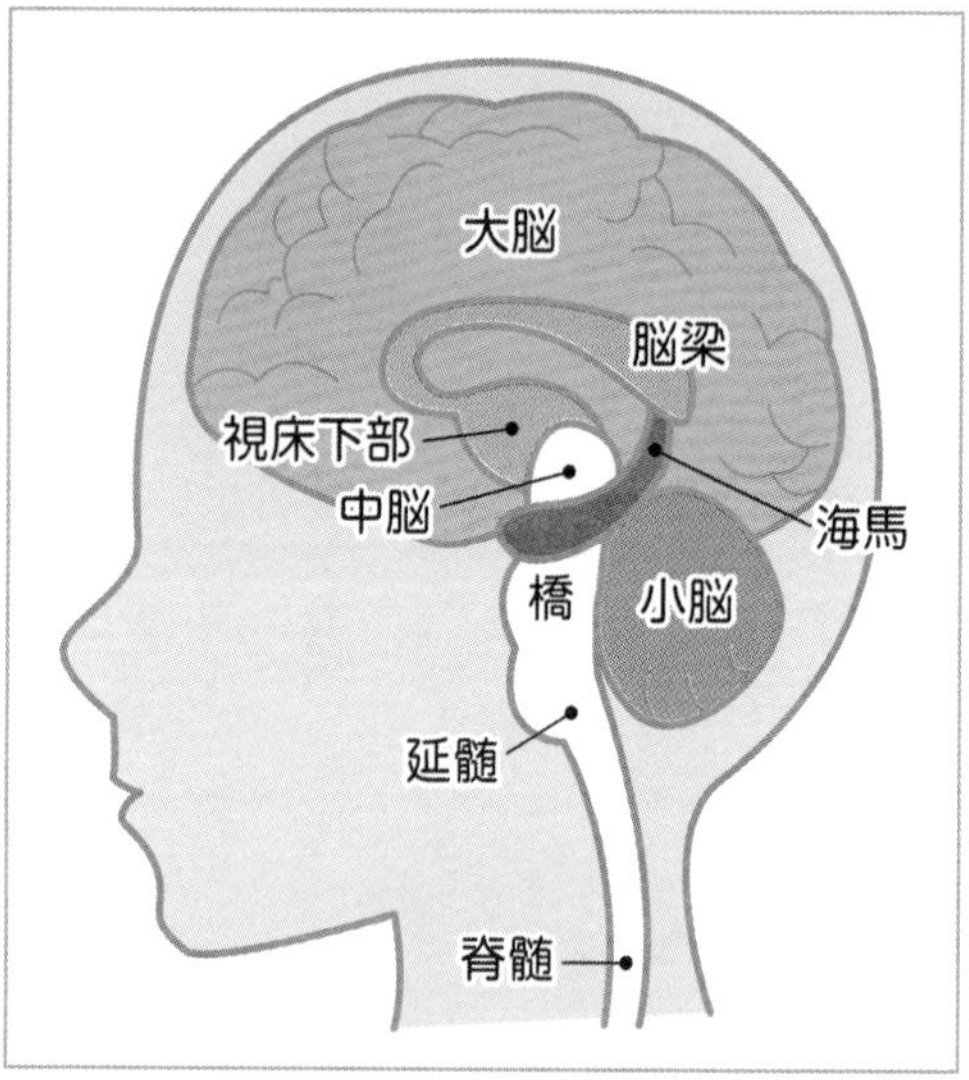

記憶には、脳の奥にある海馬が関係している。

に関して重要な役割を果たしています。そのため、アルツハイマー型認知症になると、記憶力が極端に低下してしまうのです。たとえば、食事をしたことをすぐ忘れてしまったり、今日は何月何日なのか、今、自分がどこにいるのか、という生活をしていくうえで基本的なことが認識できなくなってしまいます。さらには失禁、過食・拒食などの問題行動を起こし、幻覚や幻聴、被害妄想などの精神疾患様症状まで起こすようになるのです。

ちなみにこの病気は、１９００年代にドイツ出身の精神科医であるアロイス・アルツハイマーによって報告されました。それはある女性患者に関する症例で、嫉妬妄想や記憶力低下が主な症状でした。その後、似たような症状を示す患者が次々に報告され、この病気は「アルツハイマー病」と命名されたのです。現在は認知症の一つとして認識され、アルツハイマー型認知症といわれています。

アルツハイマー型認知症は、アミロイドβが原因で発症することは分かっているのですが、なぜアミロイドβが蓄積してしまうのか詳しいことは分かっていません。アミロイドβは脳内の老廃物で、通常は分解されて脳の外に排泄されています。しかし、加齢などによってしだいに分解・排出されにくくなってしまいます。そのため、年を重ねるとともにアミロイドβが蓄積して、その影響で神経細胞が死滅してしまうとされています。そして、海馬を起点として脳の萎縮が起こるのです。それにしても、老廃物とはいえ、体内にできたたんぱく質が、なぜそんな悪さをするのか実に不思議です。

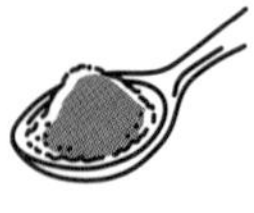

人工甘味料でアルツハイマー型認知症が3倍に！

アルツハイマー型認知症について、2017年4月、とても興味深い研究成果が発表されました。それは、人工甘味料（合成甘味料）入りのダイエット飲料を1日1回以上飲んでいた人は、まったく飲まない人よりもアルツハイマー型認知症になる確率が約3倍も高かったというものです。この発表は、アメリカのボストン大学などの研究グループが行なったものです。ちなみに、医学的な研究では数10％の差があれば注目されるので、「約3倍」、すなわち「約300％」も確率が高いというのは、かなり注目すべきデータです。

アメリカでは、早くから砂糖に代わって低カロリーあるいはゼロカロリーの人工甘味料が、コーラなどの清涼飲料水に使われてきました。というのも、肥満になる人が多く、それを人工甘味料で防ごうという狙いがあったからです。

アメリカに行ったことがある人は、同国では太っている人が多いことに気付くと思います。行っていない人でも、テレビを見ていて肥満者が多いということを感じていると思います。そのため心臓病で亡くなる人が一番多いのです。

そこで、肥満や心臓病を防ごうということで、人工甘味料が広く普及していて、それが入った清涼飲料水を飲んでいる人が多いのです。その人工甘味料とは、スクラロース、アセスルファムK（カリウム）、アスパルテーム、サッカリンNa（ナトリウム）などです。これらの人工甘味料は日本でも添加物として使用が認められていて、数多くの種類の食品に使われています。

ところが、これらの人工甘味料が、アルツハイマー型認知症のリスクを高めてしまうというのです。また脳卒中のリスクも高めています。それらのことを、ボストン大学などの研究グループが突き止め、『Stroke May 2017』に「Sugar-and Artificially Sweetened Beverages and the Risks of Incident Stroke and Dementia: A Prospective Cohort Study」というタイトルで発表しました。

それによると、同グループでは、マサチューセッツ州のフラミンガムという町で、1971年から住民の健康について継続的に調べており、1998年から2001年の10年間に関する調査で、脳卒中については45歳以上の男女2888人、認知症については60歳以上の男女1484人を対象に、食生活などを詳しく聞きました。そしてこの10年間で脳卒中になった97人と認知症になった81人について分析しました。

その結果、性別や喫煙習慣などが発症におよぼす影響を差し引くと、**人工甘味料入りのダイエット飲料を1日1回以上飲んでいた人は、まったく飲まない人よりもアルツハイマー型認知症および虚血性の脳卒中になる確率が約3倍も高かったのです。**

なお、砂糖入りの飲料を飲んでいる人についても調べましたが、アルツハイマー型認知症や脳卒中との関連は認められませんでした。

どうして認知症や脳卒中の発生率が高くなったのかについては分からないということですが、**砂糖入り飲料では影響が認められなかったことから、人工甘味料が脳に対して何らかの悪影響をもたらしていることが考えられます。**では、この調査研究をもう少し詳しく見てみることにしましょう。

虚血性の脳卒中は2・96倍、アルツハイマー型認知症は2・89倍

この研究では、砂糖入り飲料または人工甘味料入り飲料が、脳卒中および認知症の発症リスクと関連するかどうかについて調査しました。また砂糖入り清涼飲料水と、フルーツジュースやフルーツドリンクなどの非炭酸で糖類を多く含む飲料についても調査を行ないました。その結果、次のようなことが分かりました。

人工甘味料入り飲料の場合、最近の摂取量が多いほど脳卒中の発症リスクの上昇と関連し、最も強い関連性は、虚血性の脳卒中で観察されました。また人工甘味料入り飲料の累積摂取量が多いことも、虚血性の脳卒中のリスク上昇と関連していました。

人工甘味料入り飲料を週に6回まで飲んでいた人は、全然飲まない人に比べて脳卒中が1・78倍、虚血性の脳卒中は2・62倍に達していました。また、1日に

1回以上飲んでいた人は、全然飲まない人に比べて同様に1・87倍、「2・96」倍に達していました。なお、砂糖入り飲料の摂取量と、脳卒中のリスクとの間に関連性は見られませんでした。

また認知症との関連ですが、人工甘味料入り飲料の1日の摂取量は、アルツハイマー型認知症と、その他すべての認知症の両方で、リスク上昇と関連していました。

人工甘味料入り飲料を週に6回まで飲んでいた人は、全然飲まない人に比べて、すべての認知症の発症率が1・41倍、アルツハイマー型認知症では1・68倍に達していました。また、1日に1回以上飲んでいた人は、全然飲まない人に比べて同様に2・47倍、「2・89」倍に達していたのです。

一方で、砂糖入り飲料の摂取量と、認知症のリスクとの間に関連性は見られませんでした。

以上のことから、人工甘味料が脳卒中全般、とくに虚血性の脳卒中になるリスクを明らかに高めていることが分かったのです。さらに、人工甘味料がすべての認知症、とくにアルツハイマー型認知症になるリスクを大きく高めていることが分かったのです。

ちなみに砂糖入り飲料は、次のような結果でした。砂糖入り飲料を週に3回まで飲んでいた人は、全然飲まない人に比べて脳卒中の発症率が1・17倍、虚血性の脳卒中は1・12倍。週に3回以上飲んでいた人は、全然飲まない人に比べて同様に0・61倍、0・61倍でした。

また砂糖入り飲料を週に3回まで飲んでいた人は全然飲まない人に比べてすべての認知症が0・75倍、アルツハイマー型認知症が0・88倍。週に3回以上飲んでいた人は全然飲まない人に比べて同様に0・82倍、1・23倍でした。

つまり、脳卒中に関しては、砂糖入り飲料を週に3回以上飲んでいる人のほうが、週に3回までの人よりも割合が少ないということで、関連性はないことがわかります。

また、すべての認知症に関しては、週に3回以上飲んでいた人は全然飲まない人に比べて0・82倍ということで、関連性がないことが分かります。

アルツハイマー型認知症については、週に3回以上飲んでいた人が1・23倍でしたが、週に3回まで飲んでいる人は0・82倍と、飲まない人よりもかえって少ないので、やはり関連性はないと判断したようです。

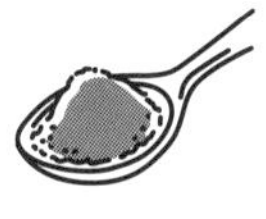

人工甘味料・スクラロースが一番怪しい

人工甘味料入りの清涼飲料水を毎日飲んでいる人は、どうしてアルツハイマー型認知症になる割合が高かったのでしょうか？　その理由としてまず考えられるのが、人工甘味料が脳内に入り込んで悪影響をおよぼしたのではないかということです。

脳には「脳関門」というものがあって、有害な物質が脳内に入って広がらないようにしています。しかし、一部の化学物質はこの「脳関門」をすり抜けて、脳内に広がってしまうことが分かっています。

人工甘味料の中でその疑いがもっとも強いのは、スクラロースです。なぜならラットを使った実験で、その量は少ないながらも脳内に入り込むことが分かっているからです。

厚生労働省行政情報である『スクラロースの指定について』によると、「ラットにおいて、放射性標識化合物を用いた経口投与による検討では、腸管を除くと、臓器中では肝臓や腎臓が最大値を示したが、24時間後には血漿レベル以下になった。脳内への分布は低い」とあります。

「脳内への分布は低い」ということは、少ない量ではあるが、スクラロースが脳内に分布する、すなわち広がるということです。つまり、脳関門をすり抜けて、脳内に入り込むということです。スクラロースは、ショ糖（スクロース）と化学構造が似ているため、脳関門を通り抜けられるようです。

スクラロースは、ショ糖の三つの水酸基（-OH）を塩素（Cl）に置き換えたものです。砂糖の約６００倍の甘味があるとされています。日本では、１９９９年に添加物として使用が認可（指定）されました。ただし、アメリカやカナダ、ニュージーランドなどでは、それよりも以前から添加物としての使用が認められているのです。

様々な食品に使われているスクラロース

アメリカでは、スクラロースなどの人工甘味料がコーラなどの清涼飲料水に使われていますが、日本でもゼロカロリー甘味料として、スクラロースが数多くの種類の食品に添加されています。微糖缶コーヒー、ボトルコーヒー、コーラ、スポーツドリンク、果汁入り飲料、エナジードリンク、ゼリー飲料、乳酸菌飲料などの飲み物、さらにチョコレート、チョコレート菓子、ゼリー、アイスクリーム、ヨーグルト、スナック菓子といった菓子類など、様々な食品に使われているのです。そのため多くの人がスクラロースを摂取してしまっているのです。

そんなスクラロースなのですが、実は悪名高い「有機塩素化合物」の一種なのです。有機塩素化合物というと、猛毒のダイオキシン、農薬のＤＤＴやＢＨＣ、カネミ油症事件を起こしたＰＣＢ（ポリ塩化ビフェニル）など毒性の強いものばかりです。したがって、スクラロースも人体に悪影響をおよぼす可能性が高いといえます。

有機塩素化合物の特徴は分解されにくいということで、スクラロースも、体内に摂取されてからも消化酵素によって分解されることがありません。そのため、砂糖などとは違ってエネルギーに変換されることがなく、ゼロカロリーなのです。

ただし、スクラロースは消化管から吸収されて血液中に入り、全身を巡ります。地球の環境中に排出されたダイオキシンや農薬のＤＤＴなどの化学物質は、分解されることなく環境中をぐるぐる巡って「環境汚染」を引き起こしています。同様に人体に入って分解されることなく体中を巡る添加物は、「人体汚染」を起こしているといえます。

「人体汚染」物質は、肝臓や腎臓などの臓器の機能を低下させたり、遺伝子を傷付けて、がんの引き金になる可能性があります。さらに脳内にも入り込んで、神経細胞を傷付けたり、あるいはアミロイドβの蓄積とも何らかの関係があるのかもしれません。

スクラロースについては数多くの動物実験が行なわれていて、ラットに対して、スクラロースを５％含むえさを４週間食べさせた実験では、脾臓と胸腺のリンパ組織の萎縮が認められました。これは、リンパ球が減って、免疫力が低下する可能性があるということです。

しかし、こうしたデータは軽視され、厚生労働省によって使用が認可されてしまったのです。前述のようにアメリカなどの諸外国ではスクラロースの使用が早くから認められており、日本政府がその使用を認可しないと、スクラロース入りの製品を日本に輸出できません。そのため、非関税障壁として国際的な問題になる可能性があります。日本政府は、それを避けたかったのでしょう。

梅干しやパン、カレールーにも

スクラロースは認可当初、糖類が多くてカロリーの高い飲料やお菓子に主に使われてきました。ところが、最近では、意外な製品に使われているのです。梅干しもその一つです。

スーパーには各種の梅干し製品がずらっと並んでいますが、最近多いのは、水あめやハチミツなどを加えた甘い梅干しです。「梅干しはしょっぱすぎる」という理由で敬遠する人が多かったため、そんな人にでも受け入れられるような製品が増えているのです。

それらの原材料名をよく見ると、「甘味料（スクラロース）」という文字を多く見かけるはずです。つまり、水あめなどとともに甘味を増す目的で合成甘味料のスクラロースが添加されているのです。

なお、梅干しはコンビニおにぎりの具としてよく使われていますが、その梅干しにもスクラロースが添加されていることがあります。その場合、おにぎりの原材料名に「甘味料（スクラロース）」という表示があります。

それからスクラロースが、パンにも使われているケースがあります。とくにロールパンなどに使われています。パンを毎日食べているという人もいるでしょう。それにスクラロースが添加されていた場合、毎日スクラロースを摂取することになってしまうのです。

さらに、カレールーでスクラロースが添加されている製品もあります。極めて安定性が高い物質なので、メーカーとしては使いやすいようです。

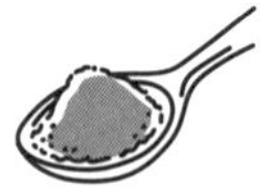

二番目に怪しいアセスルファムＫ

スクラロースに次いで怪しいのが、人工甘味料のアセスルファムＫです。これもゼロカロリー甘味料としてコーラなどの清涼飲料水に使われています。分子量（分子の重さや大きさ）がスクラロースの約半分のため、脳関門をすり抜けやすいと考えられます。そのため、脳内の神経細胞に影響をおよぼしたり、アミロイドβの蓄積に関係しているのかもしれません。

アセスルファムＫは、イオウ（Ｓ）や窒素（Ｎ）を含む化学合成物質であり、砂糖の約２００倍の甘味があるとされます。日本では、２０００年に添加物としての使用が認可されましたが、アメリカやカナダ、ＥＵ（ヨーロッパ連合）などでは、それ以前から添加物としての使用が認められています。

しかし、アセスルファムＫは自然界に存在しない化学合成物質であり、スクラロースと同様に体内で分解されることなく、血液中に入って全身を巡ります。つまり、同様に「人体汚染」を起こすのです。また動物実験で、毒性のあることが分かっています。

動物実験で害が認められる

厚生労働省行政情報の『アセスルファムカリウムの指定について』によると、イヌにアセスルファムKを0・3％と、3％含むえさを2年間食べさせた実験で、0・3％群ではリンパ球の減少が、そして3％群では肝臓障害の際に増えるGPTが増加し、さらにリンパ球の減少が認められたのです。

つまり、肝臓にダメージを与え、また免疫力を低下させる可能性があるということです。このほか、妊娠したラットにアセスルファムKを投与した実験では、胎児への移行が認められています。ですから、妊娠した女性が摂取した場合に、胎児に対して影響が出ないのか、心配されるのです。

今や日本では、アセスルファムKもスクラロースと同様に微糖缶コーヒー、ボ

トルコーヒー、ゼリー飲料、コーラ、果汁入り飲料、ノンアルコールビール、野菜汁飲料、ゼリー、ガム、グミ、カレールー、ハムなど多くの食品に使われています。しかし、アセスルファムKが添加された飲料や食品を毎日食べた場合、イヌの実験からも分かるように肝機能に障害が現われる可能性があります。また、体の防衛軍である免疫にも悪影響がおよぶ可能性があります。

私はアセスルファムKを含む清涼飲料水を試しに口に含んだことがありますが、苦いような渋いような変な甘味を感じました。そして、舌にしびれを感じ、それは長時間続きました。舌はいわばセンサーの役目をしていて、体にとってよくないものを一瞬で判断します。その舌がしびれたのですから、おそらく体によくないものであることは間違いないでしょう。

またスクラロース入りの飲料やお菓子も口に入れたことがありますが、アセスルファムKと同様に変な甘味を感じ、舌がしびれ、それは長時間続きました。

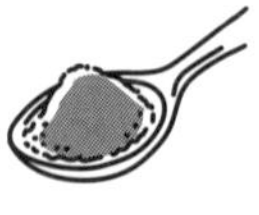

第三の人工甘味料・アスパルテーム

アメリカで、スクラロースやアセスルファムKと並んでよく使われている人工甘味料がアスパルテームです。**アスパルテームは、日本でもダイエット甘味料として、コーラ、ガム、のど飴、ゼリー、チョコレート、清涼菓子、スーパーのお弁当など数多くの食品に使われています。**

アスパルテームは、アミノ酸のL-フェニルアラニンとアスパラギン酸、それに劇物のメチルアルコールを結合させたもので、砂糖の１８０～２２０倍の甘味を持っています。１９６５年にアメリカのサール社が開発したものですが、日本では、(株)味の素が早くから輸出用として製造していました。ちなみに日本では、アメリカ政府の強い要望によって、１９８３年にアスパルテームの使用が認可されました。この措置によって、アメリカで製造されたアスパルテーム入りの食品が日本でも輸入できるようになったのです。

アメリカでアスパルテームの使用が認可されたのは、日本よりも少し前の1981年です。しかし、摂取した人たちから、頭痛やめまい、不眠、視力・味覚障害などに陥ったという苦情が相次いだといいます。アスパルテームは体内でメチルアルコールを分離することが分かっています。メチルアルコールは劇物で、誤って飲むと失明するおそれがあり、摂取量が多いと死亡することもあります。おそらく体内で分離されたメチルアルコールが、さまざまな症状を引き起こしたと考えられます。

発がん性が疑われる

さらにアスパルテームは、がんとの関係が取りざたされています。TBSテレビが1997年3月に放送したアメリカのCBSレポート『How sweet is it?』の中で、**がん予防研究センターのデボラ・ディビス博士は、「環境と脳腫瘍の関係を調べると、アスパルテームは脳腫瘍を引き起こす要因の可能性がある」と指**

摘し、また、ワシントン大学医学部のジョー・オルニー博士は、「20年以上前のアスパルテームの動物実験で認められたものと同じタイプの脳腫瘍が、アメリカ人に劇的に増えている」と警告しました。体内で分解されたアスパルテームが脳内に入り込み、細胞を突然変異させて、腫瘍を引き起こすのではないかと考えられます。

さらに2005年にイタリアで行なわれた動物実験では、アスパルテームによって白血病やリンパ腫の発生が認められたといいます。この実験は、同国のセレーサ・マルトーニがん研究所のMorando Soffritti博士らが行なったもので、8歳齢のオスとメスのラットに、異なる濃度(0〜10%の7段階)のアスパルテームを死亡するまで与え続けて、観察したというものでした。

その結果、メスの多くに白血病またはリンパ腫の発症が見られ、濃度が高いほど発症率も高かったのです。また、人間が食品から摂取している量に近い濃度でも異常が観察されました。この実験結果から、アスパルテームが白血病やリンパ腫などを引き起こす可能性があることが分かったのです。

なお、アスパルテームには必ず「L－フェニルアラニン化合物」という言葉が添えられていますが、これには理由があります。フェニルケトン尿症（アミノ酸の一種のL－フェニルアラニンをうまく代謝できない体質）の子どもが摂ると、脳に障害が起こる可能性があります。そのため、注意喚起の意味でこの言葉が必ず併記されているのです。

ちなみに、WHO（世界保健機関）の専門組織であるIARC（国際がん研究機関）は、2023年7月、アスパルテームをグループ2B（ヒトに対して発がん性がある可能性がある）の物質に分類しました。前述のような脳腫瘍との関係や動物実験の結果などをもとに判断したと考えられます。

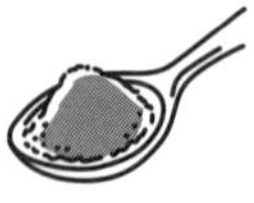

サッカリンNaは発がん疑惑物質

アメリカで、スクラロース、アセスルファムK、アスパルテームのほかによく使われている人工甘味料は、サッカリンNa（ナトリウム）です。

日本でもサッカリンNaは使われていますが、添加物として認可されたのは１９４８年と戦後まもなくのことです。私が子どもの頃にも盛んに使われていました。ところが、１９７０年代になってアメリカからサッカリンNaに発がん性があるという情報がもたらされました。サッカリンNaを５％含むえさをラットに２年間食べさせた実験で、子宮がんや膀胱がんの発生が認められたというのです。

そこで当時の厚生省は、１９７３年４月に使用を禁止する措置をとりました。ただし、その後になって実験に使われていたサッカリンNaには不純物が含まれていて、それががんを発生させたという説が有力になりました。そのため、同じ年の12月、使用禁止が解かれて、再び使えるようになったのです。

しかし、**1980年に発表されたカナダの実験では、サッカリンNaを5％含むえさをラットに二世代にわたって食べさせたところ、二代目のオス45匹中8匹に膀胱がんの発生が確認されました。**その後も発がん性を調べる実験が数多く行なわれましたが、アカゲザルやカニクイザルにサッカリンNaを長期間投与した実験では、がんの発生は認められませんでした。そのため、サッカリンNaの使用は今でも認められているのです。

それでも、サッカリンNaに発がん性があるのではないかという疑惑は晴れていません。その理由の一つは、サッカリンNaの化学構造が、人間に白血病を起こすことが判明しているベンゼンという化学物質を基本としているからです。

うがい薬や歯磨き剤に使われている

最近の研究では、がんは、正常細胞の中にあるがん遺伝子とがん抑制遺伝子が変異することによって発生することが分かっています。つまり、がん遺伝子が変異して、がん発生のアクセルが入り、さらにがん抑制遺伝子が変異して、がん発生のブレーキが効かなくなり、それらが繰り返されることによって、正常細胞ががん細胞へと変化し、それが増えてがんができるというのです。これを「多段階発がん」といいます。

白血病は、赤血球や白血球のもとになっている骨髄中の造血幹細胞が異常となり、正常な働きをしない赤血球や白血球ができてしまい（これらを白血病細胞という）、これらが血液中に入ってしまった状態のことです。ベンゼンは、この造血幹細胞に作用して、遺伝子を変異させ、その結果、白血病が起こると考えられます。

そのベンゼンに窒素（N）、酸素（O）、ナトリウム（Na）が結合したものがサッカリンNaです。したがって、この化学構造を見る限り、サッカリンNaがベンゼンと同様に正常な細胞に作用し、その遺伝子を変異させる可能性は否定できないのです。ですから、**認知症の予防だけでなく、がん予防の観点からも、サッカリンNaはできるだけ避けるべきです。**

現在、日本でサッカリンNaが使われている食品は少なくなっています。発がん疑惑物質であるため、食品企業も使用を控えているようです。それでも、正月に売り出される赤い酢だこによく使われています。それからお寿司に添えられているガリ（生姜の酢漬け）にも使われています。

一方、**医薬品や医薬部外品でよく使われているものがあります。それは、「イソジンうがい薬」（シオノギヘルスケア）に代表されるヨードうがい薬です。**新型コロナの流行後、ヨードうがい薬でうがいをするようになった人もいると思いますが、それにはサッカリンNaが使われています。したがって、毎日使っていると、のどの粘膜が影響を受けて、最悪の場合、がんが発生することが考えられます。

また**歯磨き剤にもよくサッカリンNaが配合されています。**歯磨きした後は、通常水で口の中をすすぎますから、その水とともにサッカリンNaも流れ出していきますが、微量が口内に残ることも考えられます。ですから、サッカリンNaが配合された歯磨き剤はできるだけ使わないほうがよいでしょう。

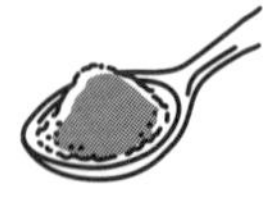

四つの人工甘味料は食べてはいけない

前述のボストン大学などの研究グループの調査でも明らかなように、スクラロースやアセスルファムKなどの人工甘味料を毎日摂取していると、脳卒中や認知症になるリスクが高まると考えられます。さらに、アスパルテームやサッカリンNaについては、脳腫瘍や白血病などのがんになるリスクが高まる心配もあります。したがって、これらの四つの合成甘味料はできるだけ避けたほうがよいと考えられるのです。そして、避けることは可能なのです。

コンビニやスーパーなどで売られている加工食品には、すべて「原材料名」が表示されています。たとえば、清涼飲料水の一つである「ポカリスエット」（大塚製薬）の場合、「砂糖（国内製造）、果糖ぶどう糖液糖、果汁、食塩／酸味料、香料、塩化K、乳酸Ca、調味料（アミノ酸）、塩化Mg、酸化防止剤（ビタミンC）」

と表示されています。ここで、「／」以降が添加物です。すなわち、酸味料や香料などの添加物が使われていることが一目で分かります。しかし、「甘味料」の文字はありません。つまり、スクラロースやアセスルファムなどの人工甘味料は使われていないということです。

一方、やはり清涼飲料水の一つである［アクエリアス］（コカ・コーラカスタマーマーケティング）の原材料名は、「果糖ぶどう糖液糖（国内製造）、食塩／クエン酸、香料、クエン酸Na、塩化K、硫酸Mg、乳酸Ca、酸化防止剤（ビタミンC）、甘味料（スクラロース）、イソロイシン、バリン、ロイシン」と表示されています。同じく「／」以降が添加物ですが、「甘味料（スクラロース）」と書かれています。つまり、人工甘味料のスクラロースが使われているということです。

原材料名をチェック

甘味料の場合、すべて物質名を表示することが義務付けられています。たとえばアセスルファムKを使っている場合、「甘味料（アセスルファムK）」、アスパルテームなら「甘味料（アスパルテーム・L‐フェニルアラニン化合物）」、サッカリンNaなら「甘味料（サッカリンNa）」と表示されています。ですから、原材料名を見れば、アルツハイマー型認知症に関係する四つの人工甘味料が使われているかどうかすぐに分かるのです。

前述のようにスクラロース、アセスルファムK、アスパルテームは、コーラやスポーツドリンク、微糖缶コーヒー、エナジードリンク、ノンアルコールビールなどの飲料のほか、チョコレート、チョコレート菓子、ゼリー、アイスクリーム、ヨーグルト、スナック菓子など菓子類によく使われています。さらに、梅干し、パン、カレールーなどにも使われています。また、サッカリンNaは酢だこやガリのほか、ヨードうがい薬や歯磨き剤などに使われています。

ただし、**これらはいずれもスクラロースなどの物質名が表示されていますので、一目で使っているかどうかが分かります。購入の際には、原材料名または成分名をしっかり見て、人工甘味料が使われているものは避けるようにしてください。**

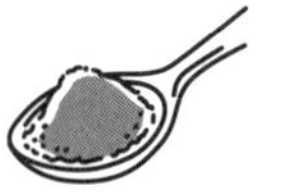

アルツハイマー型認知症と糖尿病の深い関係

　前述のボストン大学などの研究グループの調査研究において、人工甘味料入りの清涼飲料水を飲んでいる人がアルツハイマー型認知症になっていたケースが多かった理由としてもう一つ考えられるのが、それらの人には糖尿病が多かったからだということです。つまり、糖尿病であるため、砂糖の代わりに人工甘味料が使われている清涼飲料水を飲んでいた人が多かったのですが、実は糖尿病の人はもともとアルツハイマー型認知症になりやすく、そのため結果的に、アルツハイマー型認知症の発症率も高くなっていたというわけです。

　日本でもアメリカでも、糖尿病になっている人はひじょうに多いですが、医師**の中には「アルツハイマー型認知症は、脳の糖尿病」と言う人がいるくらい、この二つの病気は強い関係性があるのです。**前述のようにアルツハイマー型認知症はアミロイドβの蓄積よって発症することが分かっていますが、糖尿病の人では、このアミロイドβの蓄積が起こりやすくなってしまうからです。様々な研究データがありますが、総合的に見ると、糖尿病の人はそうでない人に比べて、アルツハイマー型認知症に約1・5倍なりやすいのです。

糖尿病とは、血液中のブドウ糖の値（血糖値）が異常に高くなってしまう状態です。そのため尿からぶどう糖が検出されるケースもあります。糖尿病になっても、それほど重い症状が現れるわけではありません。口が渇く、尿の回数が多くなる、疲れやすくなる、皮膚がかゆくなるなどが見られますが、生活に支障をきたすというほどの症状ではありません。ただし、糖尿病が長引くと血管が冒されて、神経障害、網膜障害、腎臓障害などの合併症を起こすことが心配されます。

では、なぜ糖尿病の人がアルツハイマー型認知症を起こしやすいかというと、膵臓から分泌されるインスリンを分解する酵素、すなわち「インスリン分解酵素」が糖尿病患者では減ってしまい、その結果、アミロイドβが蓄積しやすくなって発生しやすくなるのです。

極めて重要なインスリン

ブドウ糖は、体にとって重要なエネルギー源です。でんぷんなどの糖質や砂糖などは消化器官によってブドウ糖に分解されて小腸から吸収され、血液の中に混じって全身に送られ、エネルギー源になります。この際に必要なのが、膵臓から分泌されるホルモンの一種のインスリンです。

糖質や糖類を摂取すると、それらは分解されて大半はブドウ糖になります。そしてそれらは吸収されて血管の中に入るので、血液中のブドウ糖の濃度が上がります。すると、それに反応するように膵臓からインスリンが分泌されます。各細胞にはインスリンに対する受容体があって、この受容体にインスリンが結合することで、各細胞は血液中のブドウ糖を取り込むことができるようになるのです。そして、それをエネルギー源として利用できるのです。

もしインスリンが分泌されなければ、各細胞はブドウ糖を取り込むことができず、エネルギーを生み出すことができなくなり、死滅してしまいます。それだけ

インスリンの働き

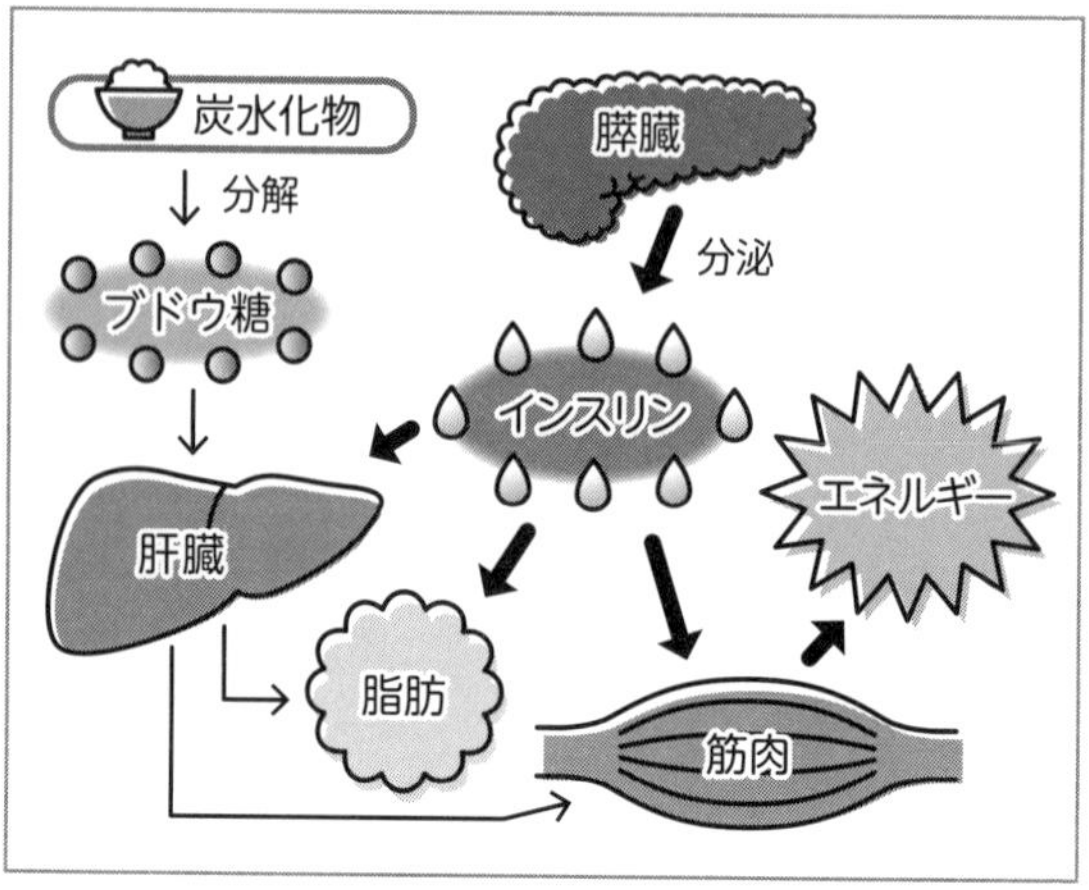

糖質（炭水化物）は、胃や腸で分解されてブドウ糖になる。その一部がグリコーゲンになり、エネルギー源として、肝臓や筋肉に蓄えられる。余分なブドウ糖は脂肪組織に送られ、脂肪になる。インスリンはこうしたブドウ糖の代謝を調節している。 山田養蜂場 健康科学研究所のサイトを参考に作成

インスリンは重要なホルモンということです。

糖尿病（2型糖尿病）の主な原因は、糖質や糖類の摂りすぎと運動不足です。糖質や糖類を摂りすぎると、結果的に血液中のブドウ糖が増えてしまいます。そのため膵臓から分泌されるインスリンも多くなりますが、ブドウ糖を十分に細胞の中に送り込むことができず、血液中のブドウ糖が多い状態、すなわち高血糖状態になります。これがひどい状態が糖尿病です。

また運動不足になると、ブドウ糖がエネルギーに変換されにくくなり、血液中

のブドウ糖の量が増えてしまいますので、これも糖尿病の原因となります。
糖尿病になると、血管が傷付きやすくなります。とくに毛細血管が傷付きやすくなり、毛細血管が多い網膜や腎臓に障害が発生するのです。糖尿病によって網膜が障害を受けると（これを糖尿病性網膜症という）、失明の危険性があります。

糖尿病の人がアルツハイマー型になりやすい理由

ではどうして糖尿病の人はアルツハイマー型認知症になりやすいのでしょうか？　そのカギは、重要なホルモンのインスリンにあります。血液中のブドウ糖を細胞の中に送り込む役割をしているインスリンですが、その役割を終えると、「インスリン分解酵素」によって分解されて、尿として体外に排泄されます。

このインスリン分解酵素は、ほかにも重要な働きを持っています。それは、脳内にできるアミロイドβを分解するという働きです。したがって、この酵素が正常に機能していれば、アミロイドβができても分解されてしまい、その結果、アルツハイマー型認知症になることはないのです。

ところが糖尿病の人の場合、血液中のブドウ糖の量が多いため、それを各細胞に取り込ませようとインスリンも多く分泌されます。その結果、インスリン分解酵素が過剰なインスリンを分解するために消費されてしまいます。そのため、脳内のインスリン分解酵素が不足気味になってしまうのです。

こうしてアミロイドβが分解されにくくなり、しだいにアミロイドβが蓄積されていきます。やがて塊となって神経細胞を破壊し、それが続くことによって脳の一部の機能が極端に低下してしまいます。それは前述のように「海馬」という領域でとくに見られ、そして記憶障害などの認知症の症状が現れるというわけです。

糖尿病にならないように心がける

したがって、アルツハイマー型認知症を予防するためには、まず糖尿病にならないように心がけることが重要です。当然ながら糖類の摂りすぎ、糖質の摂りすぎに注意しなければなりません。

糖尿病の判断基準として血糖値があります。これは、血液中に含まれるブドウ糖の濃度のことです。通常食事をする前、すなわち空腹時の血糖値は、70～100mg／dlの範囲とされています。できれば、この範囲を維持するように心がけるのがよいでしょう。もし空腹時血糖値が、126mg／dl以上になると、糖尿病の疑いがあるとされています。

ただし、糖質や糖類はエネルギー源となる重要な栄養素ですから、必要な量は摂らなければなりません。必要な量が不足すると、体を維持するために必要なエネルギーが生成されなくなり、かえって体調不良を起こしかねません。たとえば低体温症。最近、若い女性で体温が低い人が増えていますが、これはダイエットが一因と考えられます。糖質が肥満につながるということで、糖質制限を行なった結果、体内で熱が生み出されにくくなり、体温が下がっていると考えられます。

原材料名の「甘味料」に注意

ここで、アルツハイマー型認知症にならないための方法をまとめてみたいと思います。まずスクラロース、アセスルファムK、アスパルテーム、サッカリンNaなどの人工甘味料を食べないようにすることです。これらは清涼飲料水や微糖缶コーヒー、ノンアルコールビールなどの飲料、チョコレート、キャンディ、アイスクリーム、ゼリーなどのお菓子、梅干し、パン、カレールーなどに使われていますが、原材料名に「甘味料（スクラロース）」「甘味料（アセスルファムK）」などと表示されています。したがって、原材料名をよく見て、これらの人工甘味料が表示された製品は買わないようにしてください。

それから糖質や糖類を摂りすぎて、糖尿病にならないように気を付けてください。なお、前述のように、糖尿病の人はそうでない人に比べてアルツハイマー型認知症に約1・5倍なりやすいのですが、前述のボストン大学などの研究では、人工甘味料入りの飲料を1日に1回以上飲んでいた人は、全然飲まない人に比べて約3倍、アルツハイマー型認知症になっていました。ということは、糖尿病というリスク因子に加えて、人工甘味料が何らかの影響をおよぼしていたと考えるべきでしょう。

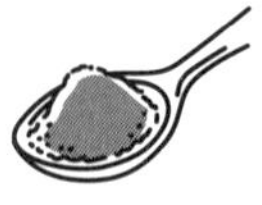

インド人は認知症になりにくい！

ところで、「カレーをよく食べているインド人は、認知症になりにくい」という話を聞いたことがあるでしょうか？「本当なのか？」という疑問を持つ人も多いと思いますが、富山大学・和漢医薬学総合研究所の東田千尋教授によると、「インドでの70歳代のアルツハイマー型認知症の患者数は、アメリカと比較して4分の1程度である」（『ファルマシア』VoL38, No9より）ということです。

カレーは、各種のスパイスを組み合わせて作られる料理ですが、**スパイスのメインとなるものが「ターメリック」です。ご存知の方も多いと思いますが、生姜の一種のウコンの根茎を乾燥させて粉状にしたものです。独特の黄色い色をしています。**

この黄色い色は、クルクミンという成分の色なのですが、これにアルツハイマ

ー型認知症を予防する作用があるらしいのです。

クルクミンは、ファイトケミカルの一種です。「ファイト」とは、ギリシャ語で「植物」という意味です。つまり、植物が持つ化学成分のことで、虫に食べられるのを防いだり、紫外線から植物を守ったり、といった働きを持っています。それを人間が摂取した場合、独特の働きを示すことが最近になって分かってきていて、注目されているのです。

たとえば、緑茶に含まれる「カテキン」もファイトケミカルの一種です。第5章で詳しく触れますが、カテキンはコレステロールや中性脂肪を減らす働きがあります。また一時期、赤ワインに含まれるポリフェノールが心臓病を防ぐということで話題になりましたが、このポリフェノールもファイトケミカルの一種です。

実はポリフェノールには多くの種類があって、その一つが赤ワインに含まれるアントシアニンなどであり、またカテキンやターメリックに含まれるクルクミンも、ポリフェノールの一種なのです。

クルクミンの予防効果が動物で立証される

アルツハイマー型認知症は、蓄積したアミロイドβが原因であるとされていますが、それが活性酸素を産生して、その活性酸素が神経細胞を破壊すると考えられています。したがって、この活性酸素の発生を防ぐことができれば、神経細胞の破壊を防ぐことができることになります。**ターメリックに含まれるクルクミンには、抗酸化作用があるため、活性酸素の発生を防ぐことができるのです。**

活性酸素とは、体内に取り込まれた酸素（O_2）が反応性の高い状態になったものです。人を含めた哺乳類では、取り込んだ酸素の数％が活性酸素になります。活性酸素というと「悪者」に見られがちですが、実は重要な役割を担っています。体内に侵入してきた細菌やウイルスなどを分解して無毒化してくれるのです。ですから、活性酸素は生命維持にとって必要なものなのです。

ところが、それが増えすぎると問題が発生します。体内で発生した活性酸素は分解酵素によって一定のバランスが維持されていますが、それが崩れると活性酸素が過剰な状態になってしまいます。すると、細胞にダメージを与え、様々な障害や老化の原因となります。とくに脳内は酸素が多い領域なので、活性酸素が発生しやすく、その影響が大きいのです。

クルクミンに活性酸素を抑える効果

そこで、注目されているのがビタミンEです。**ビタミンEには抗酸化作用があるため、脳内の活性酸素の発生を防ぐことができるからです。**試験管内の実験では、アミロイドβによる神経細胞の死滅を抑制することが確認されています。ただし、実際にアルツハイマー型認知症の患者の場合、ビタミンEを大量に投与しないと効果が現れません。そこで注目されたのが、クルクミンなのです。

クルクミンには、ビタミンEと同様に活性酸素の発生を抑える働きがあります。

そして、前出の東田千尋教授によって次のような実験結果が報告されています。

Frautschy と Colo の研究グループが、ラットにクルクミン入りのえさを2か月間食べさせた後に、アミロイドβを海馬に持続的に1か月間注入しました。つまり、アルツハイマー型認知症の状態にしたのです。そして、水迷路試験（左の注参照）を行なったところ、アミロイドβの注入によって、空間記憶の獲得障害が誘発されるのに対して、クルクミンを摂取させた群では、正常群と同程度の成績が得られました（前出の『ファルマシア』同号より）。

つまり、えさとともにラットの体内に取り込まれたクルクミン、あるいはその代謝物が脳内に到達し、活性酸素の発生を抑えて、神経細胞の死滅を防いだため、脳の機能低下が見られなかったと考えることができるのです。また、クルクミンは、アミロイドβの沈着に対しても抑制効果が示されたとのことです。

注　神経科学者のリチャード・G・モリスが開発した「モリス水迷路」を使った試験。直径1～2m、深さ0・5m程度の水を入れたプールにラットを放すと泳ぎ回り、やがて水面下数㎝に隠された避難用プラットフォームを発見する。この試験で学習したラットは、新しい迷路に入れられても早くプラットフォームにたどり着くことが立証されている。

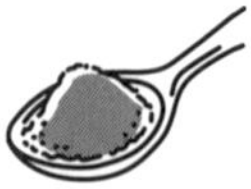

人工甘味料入りのカレールーに注意

インドでは、カレーをほとんど毎日食べている人が多いようです。そのため、クルクミンの働きによって、認知症になる人が少ないということはあり得ることでしょう。日本でも、市販のカレールーを使って手軽にカレーを作ることができます。それらにもカレー粉としてターメリックが使われているので、同様なことは期待できます。

ただし、最近のカレールーは、人工甘味料のスクラロースやアセスルファムKを添加している製品が多くなっているので、注意してください。これでは、逆効果になりかねません。なお、エスビー食品の「ゴールデンカレー」などには、人工甘味料は使われていません。

それから「クルクミンをもっと頻繁に摂りたい」という人には、赤い缶の「特製エスビーカレー」をお勧めします。いわば純粋なカレー粉で、主原料はターメリックです。ほかにコリアンダーやクミン、こしょうなどのスパイスで構成されており、市販されている一般的なカレールーのように、小麦粉やでん粉、植物油などは含まれていません。これを使ってカレーを作るのもいいでしょうし、あるいはスープに入れると、さらに頻繁にクルクミンを摂ることができるようになるでしょう。

［エスビー食品］特製エスビーカレー

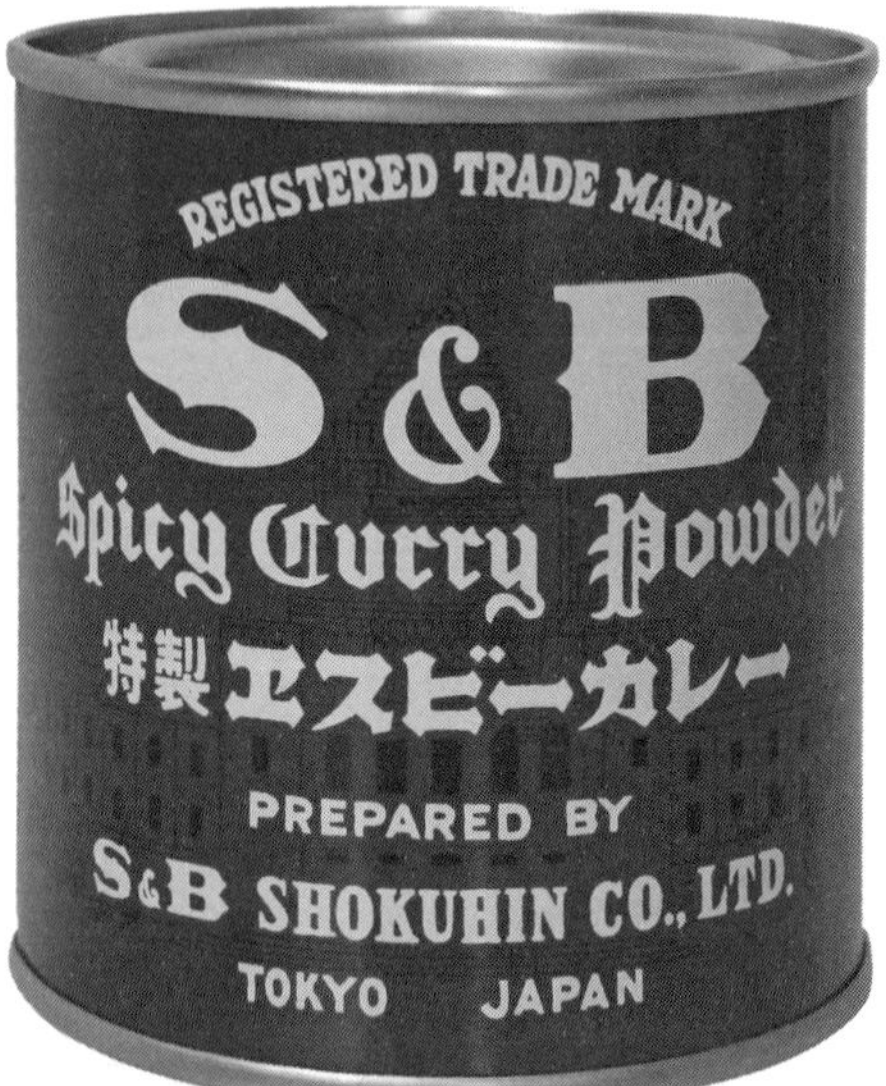

本格的なカレー粉でクルクミンをたっぷり摂ろう

名称	カレー粉
原材料名	ターメリック（インド）、コリアンダー、クミン、フェネグリーク、こしょう、赤唐辛子、ちんぴ、その他香辛料
内容量	84g
保存方法	直射日光を、高温多湿を避けて保存してください
製造者	エスビー食品（東京都中央区）
製造所	エスビー食品（埼玉県東松山市）

栄養成分表示（10gあたり）

エネルギー	42kcal
たんぱく質	1.3g
脂質	1.3g
炭水化物	6.2g
食塩相当量	0.02g

エスビー食品が、古くから販売しているカレー粉です。主原料はターメリックで、そのほかにコリアンダーやクミン、ちんび（ミカンの皮を干したもの）などが加えられています。市販のカレールーの場合、小麦粉や植物油脂が最も多く、それにカレー粉が加えられているという感じですが、この製品は小麦粉などは一切含まず、ターメリックなどのスパイスだけで作られているのが特長です。それだけクルクミンをしっかり摂ることができます。

検索エンジンのグーグルなどで「赤缶カレー粉」と検索すると、エスビー食品のサイトが出てきます。この製品を使ったチキンカレー、バターチキンカレー、バジルチキンカレー、キーマカレー、えびとココナッツのカレー、サグパニール（ほうれん草を使った緑色のカレー）、ビーフカレーなどのレシピが載っていますから、参考にすれば、本格的な各種のカレーを簡単に作ることができるでしょう。

もっと手軽にという人は、スープにカレー粉を入れるとよいでしょう。肉やタマネギなどを用意して、塩などで味付けすれば、簡単にカレースープが作れます。薄くしてそのまま飲んでもいいし、少し濃くしてご飯にかけてもいいでしょう。

［エスビー食品］

S&Bゴールデンカレー

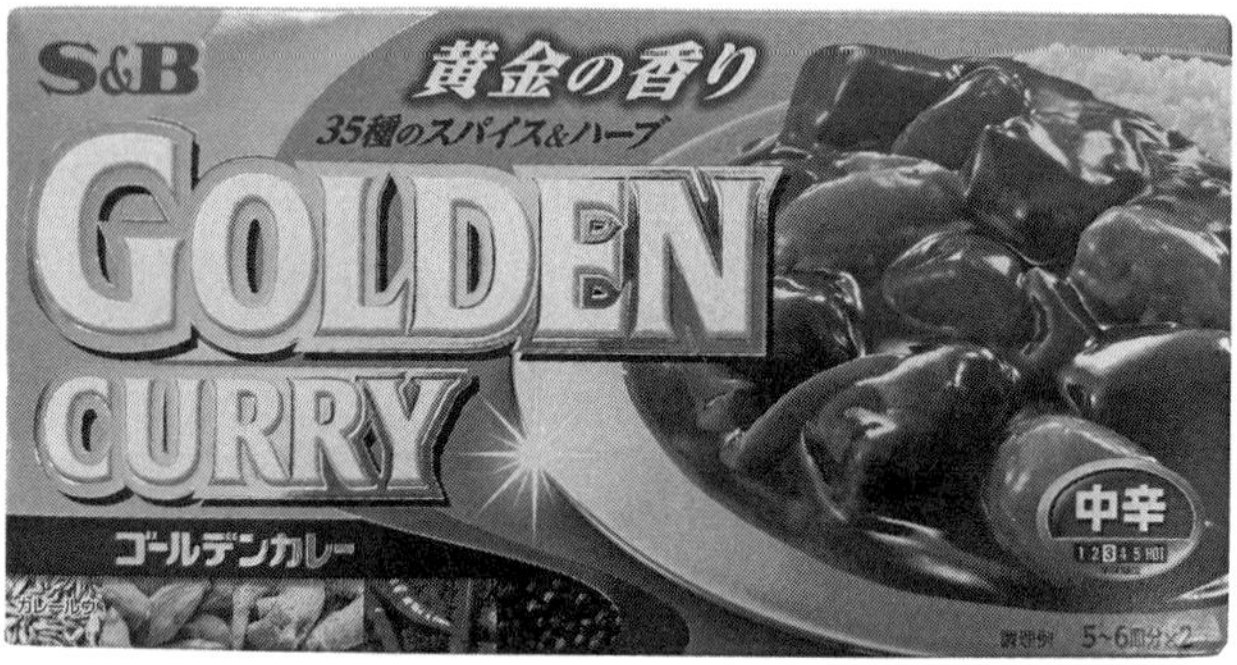

市販のカレールーでもクルクミンは摂れる カラメル色素は安全なものが使われている

名称	カレールウ
原材料名	小麦粉（国内製造）、パーム油・なたね油混合油脂、砂糖、食塩、カレー粉、でん粉、酵母エキス、香辛料、焙煎香辛料（香辛料、コーン油）、たん白加水分解物（ゼラチン）、ハーブオイル、ソースパウダー/調味料（アミノ酸等）、カラメル色素、酸味料、（一部に小麦・大豆・ゼラチンを含む）
内容量	198g
保存方法	直射日光、高温多湿を避けて保存してください
製造者	エスビー食品（東京都中央区）
製造所	エスビー食品（長野県上田市）

栄養成分表示（1皿分・ルウ18gあたり）

エネルギー	86kcal
たんぱく質	1.1g
脂質	5.2g
炭水化物	9.1g
食塩相当量	2.2g

市販のカレールーにもターメリックが使われているので、クルクミンを摂ることができます。原材料名に「カレー粉」とありますが、それにターメリックが含まれているのです。

ただし、一つ心配なことがあります。それは市販のカレールーには必ずといっていいほど「カラメル色素」が添加されている点です。ルーを茶色に見せるためです。

カラメル色素には、カラメルⅠ、カラメルⅡ、カラメルⅢ、カラメルⅣの4種類あります。カラメルⅠは、でん粉や糖蜜などの炭水化物を熱処理して得られたものですが、カラメルⅡは、炭水化物のほかに亜硫酸化合物が加えられ、熱処理されています。またカラメルⅢは、炭水化物のほかにアンモニウム化合物が、カラメルⅣは、アンモニウム化合物と亜硫酸化合物が加えられてから熱処理されています。

カラメルⅢとⅣの場合、熱処理によってアンモニウム化合物が4－メチルイミダゾールという物質に変化します。実はこの物質は動物実験で発がん性のあることが分かっているのです。つまり、カラメルⅢとⅣには、発がん性物質が含まれているのです。

しかし、「カラメル色素」としか表示されておらず、Ⅰ～Ⅳのどれなのか不明です。そこでエスビー食品に問い合わせたところ、「カラメルⅠを使っています」とのことでした。カラメルⅠには4-メチルイミダゾールは含まれず、安全性に問題はほとんどありません。

第2章

認知症患者をビタミンCで治した病院長

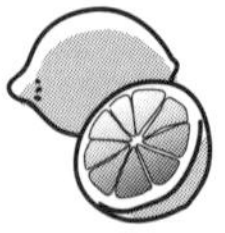

ビタミンCで認知症を治した病院

私は20代後半に東京都・新橋にある小さな新聞社で1年間記者をしていたのですが、１９８２年にその会社を辞めてフリーとなりました。その後は、廣済堂出版が発行していた『時代』という隔週刊の雑誌に、記者として原稿を執筆していました。

この雑誌は他の週刊誌と同様に雑多な話題を記事にしていましたが、途中から健康に関する記事を中心に掲載するようになりました。がんや心筋梗塞などの生活習慣病に関する記事をよく載せていましたが、このほか認知症（この頃は痴呆症といわれていた）に関する記事も時々載せていました。この当時から認知症は問題になっていて、ボケてしまった母親を息子が殺すという事件も起こっていました。ちなみに、私はその殺人事件について取材していて、被告人となった息子の公判が行なわれていた東京地方裁判所に行って、傍聴したりしていました。

そんなとき東京都内の病院の院長が、入院している認知症の患者に対してビタミンCを大量に投与して、患者の症状が改善していることを知りました。その病院とは狛江市にある東京多摩病院という、病床数が160床の内科専門病院でした。とくに興味深かったのは、院長自らがボケ症状に襲われてしまい、まず自らにビタミンCの大量投与を行ない、その改善効果を自らが実感・確認し、入院患者に対しても同様に投与し、その効果を確認したという点でした。

院長の名は、松家豊。1912年（明治45年）生まれ。37年（昭和12年）に北海道大学の医学部を卒業し、その後、同大学の第一内科に入局して、結核治療の研究で博士号を取得しました。医局長を経て43年に網走厚生病院長に就任。その後、東京都八王子市に東京新生病院を開設し、そして東京多摩病院の院長を務めていたのでした。

院長自らボケ症状に襲われる

ところが、70歳を少し前にして、ボケ症状に襲われたといいます。他人と話をしていても、言葉がなかなか浮かんでこず、相手の言う言葉の理解も悪くなり、自分の考えも全然まとまらなくなりました。つまり、まともな会話ができなくなってしまったのです。

さらに本を読もうとしても、字面を追っているだけで内容が頭に入ってこなくなったといいます。もともと議論好きなところがあったのですが、まともに議論もできなくなりました。それから大好きなクラシック音楽を聴いても何の感情もこみあげてこなくなり、まるで「自分が別人になってしまったようで、とても不安だった」といいます。

また、常に風邪気味だった状態がさらにひどくなり、難聴の度合いも進んで、本当に「もう長くないな」と感じたといいます。

このとき、松家院長は軽い認知症になっていたといえるでしょう。脳の機能、とくに言語をつかさどっている前頭葉や側頭葉の機能が低下していたと考えられます。その原因は、脳の血管の状態が悪くなって、神経細胞に酸素や栄養素が十分に送られなくなっていたためで、結果的に脳の働きが悪化していたようです。以前から脳以外の血管の状態が悪くなっていて、それがとうとう脳にまでおよんだということでしょう。

その当時、松家院長は身長が１７３㎝で体重が82㎏と肥満体型になってました。原因は暴飲暴食でした。毎日ビール半ダースをあおり、さらにワインも飲み、野菜や果物は元来嫌いなのでほとんど食べませんでした。こうした食生活を長く続けていたため、いつも口内炎が発症していて、歯茎からの出血もありました。

これらの症状は、栄養バランスが悪かったことが原因と考えられます。そのため血管が脆弱化《ぜいじゃくか》し、さらに免疫力が低下していたのでしょう。とくに歯茎からの出血は、栄養不足によって軽い壊血病に陥っていたと考えられます。

壊血病とは、ビタミンCの不足によって血管がもろくなって破れ、血液が漏れ出してしまう状態のことです。歯茎や皮膚から出血のほか、貧血、全身倦怠、衰弱などに陥ります。昔は遠洋航海の船員の間で起こっていました。ビタミンCを含む生鮮野菜を食べることができなかったためです。

ビタミンCが不足するとなぜ壊血病になるかというと、ビタミンCは体内でたんぱく質の一種であるコラーゲンの生成に欠かせない栄養素だからです。血管は大部分がコラーゲンで形成されていますが、ビタミンCが不足するとそのコラーゲンが作られにくくなってしまいます。すると、血管へのコラーゲンの供給が不十分になって、血管の構造が不完全になり、もろくなってしまいます。そこに血圧がかかりますから、もろくなっている血管が破れてしまうのです。とくにそれは歯肉や皮膚などの毛細血管で起こりやすく、それらの部位に出血が見られることになるのです。

ビタミンCが知能指数を高める

松家院長の場合、歯肉や皮膚の毛細血管がもろくなっていたということは、当然ながら脳の毛細血管も同様な状態になっていたと考えられます。血管が破れて出血を起こせば、脳出血となって大変なことになりますが、そこまでひどくはなかったのでしょう。あるいは多少は血液がもれていたのかもしれません。とにかく血管が完全な状態ではなく、酸素や栄養が神経細胞に十分送られなくなっていたと考えられます。そのため、脳の機能が低下してしまい、会話ができない、考えがまとまらない、読書をしても内容が頭に入らないなどの状態になっていたと考えられます。

そんな症状に苦しんでいた松家院長は、ある本の中に「ビタミンCが知能指数を高める」という記述を見つけました。そしてその医学的なデータを必死に読んだといいます。なにしろ記憶力や理解力が衰えていて、文章の内容がなかなか頭に入らないような状態だったので、まさしく「必死に何度も読み返した」といいます。

それでも長年医療活動をしてきた人間としては、その内容はなかなか受け入れがたいものだったといいます。ビタミンCを摂るだけで頭がよくなったら誰も苦労はしません。「そんなうまい話があるはずはない」と感じたようです。しかし、ボケ症状に悩まされていたため、「ワラにもすがる思い」でビタミンCを自身に大量投与することを決めました。

実は松家院長はその当時、ビタミンEを毎日飲んでいました。というのも、便秘気味で痔核の手術を三回受けましたが、なかなか治らず、困っていたところ、「ビタミンEが効果がある」ということを聞き、ビタミンEを毎日100㎎ずつ飲むようになったのです。すると、痔の状態がしだいに改善されたため、10年くらい飲み続けていたのでした。この経験が、自身にビタミンCを大量投与するという決断を後押ししたと考えられます。

ビタミンCの効果がすぐに現れた

ビタミンCといえば、この頃、「風邪に効く」「がんを予防する」ということで話題になっていました。というのも、ノーベル化学賞と平和賞をダブル受賞した、アメリカの生化学者であるライナス・ポーリング博士が、ビタミンCの大量投与が風邪やがんに効果があると主張したからです。

ノーベル賞といえば誰もが知っている世界的な賞であり、世界で最も権威のある賞といっていいでしょう。その権威ある賞を2つも受賞している研究者が言っていることですから、社会の注目を集めたのは当然のことです。しかし、ポーリング博士の主張は、その後立証されず、これらの説はしだいに注目されなくなりました。ただし、この当時はとても話題になっていたのです。

そこで、松家院長もビタミンCを1日に1〜2g飲むことを決心します。一般にビタミンCの1日必要量は100㎎くらいといわれていますから、その10〜20倍の量です。ですから副作用が現れるのではないかと不安にもなったといいます。それでも松家院長は意を決して、ビタミンCの原末を1日に1g飲み始めました。なお、ビタミンCは、化学名をアスコルビン酸といいます。そのため薬局やドラッグストアでは、「ビタミンC／アスコルビン酸」として売られています。

私もビタミンCの原末を1g飲んだことがありますが、かなり酸っぱくて飲みにくいものです。それでも松家院長は、ボケ症状を改善したいという一心で飲み始めたのでした。すると、すぐに効果が現れ始めたといいます。

その効果は、まず両手の爪に現れました。1週間経って爪の生え際に半月形の溝のようなものができていたといいます。すなわちコラーゲンが急激に生成され、半月形の溝のようなものとなっていたのです。その形成があまりに急激であったため、鈍痛を感じるほどだったといいます。

口内炎や歯茎からの出血が治る

コラーゲンは、最近はサプリメントとしても売られていますが、実は体にとって最も重要なたんぱく質なのです。人間の体で一番多いのは水で、60〜75%を占めますが、次に多いのがたんぱく質で15〜20%になります。たんぱく質は体の基本物質といえますが、そのたんぱく質のうち約30%がコラーゲンなのです。コラーゲンは、皮膚、血管、軟骨、骨、歯、眼、腱、内臓など全身に分布していて、体にとって不可欠なものです。とくに皮膚には全コラーゲン量の40%が分布し、20%は骨や軟骨に、残りは血管や眼などに分布しています。

そして、コラーゲンの生成にはビタミンCが不可欠なのです。もしビタミンC

が不足して、コラーゲンが十分に作られなかったとします。すると、皮膚や血管、軟骨などへのコラーゲンの供給が減ってしまい、それらの組織に障害が現れることになります。

その障害がまず現れるのが、細くてもろい毛細血管です。そのため歯茎や皮膚から出血を起こします。これが壊血病です。また脳の細い血管ももろくなると考えられます。

コラーゲンは、「線維芽細胞」という細胞で作られますが、人間の細胞に大量のビタミンCを与えると、コラーゲンの生成量が増加することが分かっています。松家院長の場合、ビタミンの大量摂取によってコラーゲンの急激な生成がまず爪に現れたと考えられます。爪にはコラーゲンが多く含まれていて、その生える速さを見ても分かる通り、体の中でも最もコラーゲン生成の影響が現れる部分だからです。

松家院長の体内でのコラーゲンの生成はかなり急激だったようで、その影響が体のあちこちに現れました。まず口の中や歯茎。それまで松家院長は口内炎や歯茎からの出血にずっと悩まされていましたが、ビタミンCを飲み始めてから2〜3か月経つと歯茎からの出血と口内炎がピタッと治まったといいます。

ビタミンCの不足によってコラーゲンの生成が悪くなり、その結果もろくなっていた毛細血管がしっかりした状態となって、歯茎からの出血が止まったと考えられます。また毛細血管がしっかりしたことで、酸素と栄養の供給が十分になされるようになって、口内の細胞が活性化されて、口内炎が治まったと考えられます。

さらに風邪をひかなくなったといいます。それまではいつも風邪気味の状態で、全身がだるい感じで、気力が湧かない状態がずっと続いていましたが、それらが改善されたのです。血管が丈夫になったことで酸素と栄養が全身に十分送られるようになって、免疫細胞の活動が活発になり、免疫力が高まったからと考えられます。これは、口内炎が治ったことにも関係していると考えられます。

血管が丈夫になって、ボケ症状が改善

松家院長は体の面ばかりでなく、頭の調子もよくなってきました。ビタミンCを飲み始めて3か月くらいしてから、人と会話していても次々と言葉が浮かんでくるようになり、理論立ててものごとを考えることができるようになって、人と議論することもできるようになったといいます。それまでは筋道だった話ができない自分が苛立たしく、毎日が歯がゆくて仕方がなかったのに、そういう苦しさを味あわずにすむようになったのです。

そのうえ連想も活発になり、発言も自信をもってできるようになったといいます。また、まとまった文章など何年も書いたことがなかったのに、長い文章にも意欲的に取り組むことができるようになりました。さらに感性も以前のように豊かになったようで、クラシック音楽を聴いて以前のように感銘できるようになり、

一人静かに音楽を聴いて楽しむことができるようになったといいます。すなわちボケ症状が改善されたのです。

脳の血管の状態が改善して血流がよくなった

どうしてボケ症状が改善されたのでしょうか？　まずはっきりいえることは、脳の血管の状態がよくなり、血液の流れがよくなったということです。歯茎からの出血がなくなったのは、壊血病の状態にあった血管が丈夫になって、破れていた歯茎の毛細血管が破れなくなったためです。そして、脳でも血管が同じような状態に、すなわち丈夫でしなやかになったと考えられます。そのため、血液がごく微量もれていたりとか、あるいは詰まり気味であったりということがなくなって、酸素と栄養素が十分に供給されるようになったと考えられます。

その結果、神経細胞が活性化され、前頭葉や側頭葉の働きがよくなって会話が以前のようにスムーズにできるようになり、考えもまとまるようになったと考えられます。さらにクラシックなどの音楽もそのよさが感じ取れるようになったと考えられます。

脳は一言でいってしまえば、神経細胞の集合体であり、神経細胞が互いに連携しあい、情報をやり取りすることで機能しています。その神経細胞は血管から供給される酸素と栄養素によって活動しています。ですから、その血管の状態が悪くなれば、酸素と栄養素が十分届かなくなって、脳の機能が低下することは当然なのです。しかし、それらが十分届くようになれば、元のように機能が回復するというわけです。

またコラーゲンは、血管の周囲にも分布しており、それは、血管から浸み出た栄養素や酸素が細胞に到達するための「通り道」になっています。さらに細胞から排出された二酸化炭素や老廃物が血管に戻るための「通り道」にもなっています。したがって、ビタミンCが不足してコラーゲンの生成が十分でなくなると、この「通り道」の状態が悪くなって、栄養素や酸素が十分に細胞に届かなくなってしまうのです。

こうなると、細胞の機能は低下してしまいます。これが脳で起これば、神経細胞の働きが悪くなり、脳の機能が低下すると考えられます。逆から見れば、コラーゲンの生成が十分に行なわれて、この「通り道」の状態がよくなれば、栄養素や酸素が神経細胞に十分供給されるようになって、脳の機能が改善されるということなのです。

認知症は、いわば軽い脳卒中

ボケ、すなわち認知症は、ある意味で軽度の脳卒中という見方ができます。脳卒中には、脳出血、脳梗塞、くも膜下出血などがあります。

脳出血は脳の血管がもろくなって破れて出血することです。栄養状態が悪くなったり、高齢になって血管が弱ってくると、血圧によって血管壁が破れて出血してしまいます。これが脳出血です。こうなると、血液が脳内にあふれる状態になりますから、脳にとっては非常事態です。場合によっては命を落とすこともあります。

脳梗塞は、脳の血管が詰まってしまうことです。血管に傷が付いてそこに血小

板やコレステロールなどが集まって血栓ができ、血液の流れをストップさせてしまいます。また脳以外の血管内にできた血栓が、脳内に飛び火して血管を詰まらせることもあります。どちらの場合も、その先に血液が流れなくなって、酸素や栄養素が供給されにくくなりますから、神経細胞が次々に死んでしまいます。そのため手足の麻痺などが起こり、最悪の場合、やはり命を落とすことになります。

くも膜下出血は、脳をぐるっと覆っているくも膜の下側に出血が起こることです。くも膜付近の太い血管が破れて出血するため、命を落とすことが多い病気です。

脳出血と脳梗塞

脳卒中は、戦後長らく日本人の死亡原因の第1位でした。１９７０年代後半にがんが死亡原因のトップになりましたが、現在でも脳卒中が怖い病気であることに変わりはありません。

ご購読ありがとうございました。今後の出版企画の参考に致したいと存じますので、ぜひご意見をお聞かせください。

書籍名

お買い求めの動機

1　書店で見て　　2　新聞広告（紙名　　　　　　　　　）

3　書評・新刊紹介（掲載紙名　　　　　　　　　）

4　知人・同僚のすすめ　　5　上司、先生のすすめ　　6　その他

本書の装幀（カバー），デザインなどに関するご感想

1　洒落ていた　　2　めだっていた　　3　タイトルがよい

4　まあまあ　　5　よくない　　6　その他(　　　　　　　　　)

本書の定価についてご意見をお聞かせください

1　高い　　2　安い　　3　手ごろ　　4　その他(　　　　　　　　　)

本書についてご意見をお聞かせください

どんな出版をご希望ですか（著者、テーマなど）

郵便はがき

料金受取人払郵便

牛込局承認

9026

差出有効期間
2025年8月
19日まで
切手はいりません

162-8790

東京都新宿区矢来町114番地
神楽坂高橋ビル5F

株式会社ビジネス社

愛読者係 行

ご住所 〒 TEL:　　(　　)　　FAX:　　(　　)			
フリガナ お名前		年齢	性別 男・女
ご職業	メールアドレスまたはFAX メールまたはFAXによる新刊案内をご希望の方は、ご記入下さい。		
お買い上げ日・書店名 年　月　日　　市区町村　　書店			

最近では、脳卒中の中でも脳梗塞の割合が増えていますが、1951年（昭和26年）の時点では、脳出血と脳梗塞の比率は28対1と脳出血のほうが圧倒的に多かったのです。日本人の栄養状態が悪かったため、血管がもろい人が多く、脳出血が多かったと考えられます。その後、たんぱく質や脂肪などを多く摂るようになって栄養状態がよくなり、血管は丈夫になりましたが、今度はコレステロールや中性脂肪が増えて詰まりやすくなり、脳梗塞が増えていったと考えられます。

前に認知症は軽い脳卒中といえると書きましたが、脳内ではっきりとした出血が起これば脳出血、はっきりとした血管の詰まりであれば脳梗塞ということになりますが、いずれもそれほどはっきりしない場合、どちらでもなく、そのまま見過ごされることになるでしょう。

しかし、どちらにしても血液の流れが悪くなりますから、神経細胞への酸素や栄養素の供給も悪くなって、脳の機能は低下していきます。その結果、ボケ症状が現れると考えられます。おそらく松家院長もこうした状態になっていたのでしょう。

入院患者全員にビタミンC投与を決断

松家院長の場合、脳血管性の認知症になっていたと考えられますが、その症状に陥った１９８０年頃は、アルツハイマー型よりも脳血管性の認知症のほうが圧倒的に多かったのです。この当時、日本人の認知症（痴呆症）は、脳血管性が約50％、アルツハイマー型が約25％、それらの混合型が約10％とされていました。その後、食生活の変化などによってアルツハイマー型が増加し、その順番は逆転したのです。

ところで、自身のボケ症状をビタミンCによって克服した松家院長は、この恩恵を入院している患者たちにも与えたいと考えました。松家院長が運営していた東京多摩病院は、許可病床数が１６０床という内科の病院でした。設立は１９５３年（昭和28年）で、当時は結核専門の病院だったのですが、１９７６年（昭和51年）に改築し、それを機に内科病院になったのです。

この当時、１５０名ほどの患者が入院していました。看板は内科病院となっていましたが、入院患者の平均年齢が78歳と実際には老人病院の感がありました。松家院長はこの病院で、週に1回の総回診をずっと行なってきました。150人の患者全員を診て回るのです。

これほど多くの患者を診て回るのは、日本に数いる医師の中でも珍しいことだったでしょう。大学病院や国立病院などの内科や外科は細かく分かれているので、受け持つ患者は多くても50人程度だったからです。院長を務める立場にあったからこそ、これほど多くの患者を受け持つことができたのです。

松家院長は、ビタミンCを150人の入院患者全員に与えてみようと思い立ちます。入院患者はなにしろ平均年齢が78歳ですから、老化によって体の抵抗力が弱ってきており、様々な病気を背負っていたので、それをなんとかしてあげたいという気持ちがあったからです。院長自身、長年口内炎や歯茎からの出血に悩まされ、また風邪もひきやすく、さらにはボケ症状にまで陥ってしまいました。

ところが、ビタミンCを飲み続けることによって、それらの身体的症状、さらにボケ症状まで改善したのです。医者であれば、この恩恵を患者たちにも与えてあげたいと思うのは当然のことでしょう。そこで、入院患者全員にビタミンCを投与することを決めたのでした。

ただし、いざ患者にビタミンCを与える段になると、かなり躊躇《ちゅうちょ》したといいます。自分は副作用が現れなかったけれども、人間の体は一人一人違うため、もし副作用が出てしまったらどうするのか。また投与する患者をどう絞るのかという問題もありました。

そんな不安を感じつつも、松家院長は約150名の入院患者全員に投与することを決断したのでした。そして、1982（昭和57年）の6月からそれを開始したのです。

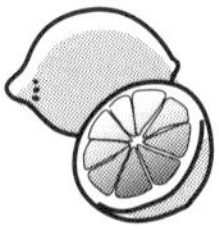

ビタミンCを1日に0・5g投与

松家院長の病院の入院患者は高齢者が多かったため、循環器系の働きが鈍っており、脳動脈硬化症や脳梗塞、心臓病などが多く、さらにボケ症状が現れている人も多かったのです。徘徊、失禁、暴力、さらには幻覚や妄想などによって、医師や看護師が困らされるケースもあったといいます。ビタミンCはそれらを改善する可能性がありました。血管が丈夫になって血液の流れがよくなれば、脳動脈硬化症や心臓病、さらにはボケ症状も改善することが考えられたからです。

松家院長は、ビタミンCの投与量を1人あたり1日に0・5gと決めました。院長自身はその頃、1日に2gを飲んでいましたが、患者の中には体重が30kgという細身の老婦人もいたので、慎重を期して少なめにしたのです。この量のビタミンCをサラダやジュースなどの給食に混ぜて、患者さんに投与しました。

初めは「すっぱい」という苦情が多少あったといいますが、投与の趣旨を説明すると納得して食べてくれたそうです。そしてしばらくすると慣れたのか、苦情を言う人はいなくなりました。

さらに1983年（昭和58年）2月からは、補強の意味でビタミンEを1人当たり1日0・05g（50㎎）追加しました。これはあくまでビタミンCの働きを助けるのが目的でした。というのも、EはCが消耗するのを防ぐからです。ちなみに、ビタミンCとEの費用はすべて松家院長が個人的に負担しました。

まず床ずれが治った

投与開始後、ビタミンCの効果は意外なところに現れました。入院患者の中には寝たきりの人も多く、そのうちひどい床ずれに悩まされていた人が8人いました。8人の床ずれは重症で、直径が10～20㎝にもおよぶ痛々しいものでした。

ところが、ビタミンCを投与開始して半年から1年ほどの間に、その傷口はまるで水がひくように徐々に塞がっていったのでした。そして途中で死亡した1人を除いて、ほかの7人はほとんど完治といっていい状態になりました。しかも、ビタミンCの投与後は、床ずれを起こす患者は発生しなくなったのです。

これはある意味、当然のことかもしれません。というのも、皮膚はほとんどコラーゲンでできているからです。皮膚は表皮と真皮から成っています。表皮は1層の薄い組織ですが、真皮はいくつかの組織から構成される厚い層で、膠原《こうげん》線維、弾性繊維、血管、神経などから構成されています。このうちで最も多くを占める膠原繊維は、いわばコラーゲンの集合体なのです。

皮膚は体の中でもコラーゲンを最も必要とする組織であり、それが不足すると、もろくなって破れたような状態になってしまいます。すなわち床ずれになってしまうのです。ところが、ビタミンCが大量に補給されたことによってコラーゲンがどんどん生成されるようになり、皮膚に供給されるようになったと考えられます。さらに血管がしっかりして血液の流れがよくなって、皮膚への酸素や栄養素の供給がスムーズになりました。こういったことが同時に起こって、床ずれの傷口が徐々に塞がっていったと考えられるのです。

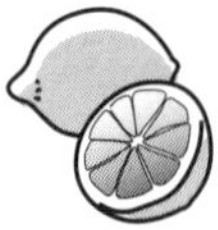

「夜間せん妄」の患者が減った！

ビタミンCの投与により、肝心な入院患者のボケ症状はどうなったのでしょうか？　ボケと一口にいっても、様々な症状があり、また一人にいくつもの症状が重なって現れることも珍しくありません。つまり、ボケとはそういった複雑な状態なので、それを的確に把握し、回復したかどうかを判断するのはなかなか難しいのです。

松家院長の著書によると、そのため「夜間せん妄」という症状に焦点を絞ることにしたといいます。というのも、総回診をした際に、「昨夜、隣のベッドの誰々さんが騒いで寝られなかった」という苦情をよく聞かされていたからです。

「夜間せん妄」とは、簡単にいうと夜間に騒ぐことです。寝ないでうわごとを言ったり、起き出して廊下や庭を歩いたり、また突然怒鳴り出すという人もいます。ひどい患者になるとテレビをなぐって壊したり、人に暴力をふるったり、病室に大・小便をするという人もいました。松家院長の経験では、「夜間せん妄」はボケ症状の中でも、その変化が最も分かりやすいものだったのです。

実は「夜間せん妄」はボケ症状の中でも、とても多い症状なのです。認知症の研究者である聖マリアンナ医科大学の長谷川和夫教授（当時）によると、「夜間せん妄」は数あるボケ症状の中で一番多いもので、家庭でケアを受けている認知症の老人182人について調べたところ、「夜間せん妄」が24・2％でトップでした。次いで「人物誤認」が21・4％、「幻覚妄想」が14・8％、以下「うつ状態」「うろつき」「心気状態」「不安焦燥状態」「作話」「攻撃的行為」などの順でした。

そこで、松家院長は「夜間せん妄」の患者を対象として、ボケ症状がどの程度回復するかを観察することにしたのです。

ビタミンCの投与を開始した時期とその後1年半くらいの間に、病院には24人の「夜間せん妄」の患者がいました。総回診のたびに、これらの患者に対する苦情があったといいます。苦情のほとんどは、隣のベッドの、あるいは同じ病室の誰々さんが夜中にごそごそしたり、大声を上げたりするので、眠れなかったというものでした。

ところが、**ビタミンCを開始して半年くらい経つと、苦情件数が明らかに減ってきたといいます。週に1回の総回診のたびに5件くらいあった苦情が、月に1件から2件くらいに減ったのです。**松家院長は、ビタミンCの効果が現れてきたことを実感し、さらに「夜間せん妄」の患者を詳しく観察することにしました。

また、看護師たちが書いている看護日誌を細かく見て、患者の変化をなるべく客観的にとらえるようにしたといいます。看護師たちには、ビタミンCが認知症に効果があることは話していませんでした。そのため看護師たちは、症状の変化を予見を持たずに、素直に記録していました。

認知症患者のほとんどが改善された

松家院長はその後もビタミンCの投与を続け、「夜間せん妄」患者の観察を続けました。そして2年ほどが経ち、24人の「夜間せん妄」患者の症状の変化をまとめました。それが、103ページの表です。なお、このデータはほとんど看護日誌の記録をもとにしているので、かなり客観性の高いものです。

もともとの病名は、パーキンソン病、糖尿病、脳動脈硬化症、骨粗鬆症《こつそしょうしょう》、高血圧症などです。本来は内科の病院ですから、こうした症状の患者が入院しているわけです。また高齢者が圧倒的に多いことが分かります。最も若い人でも73歳で、最年長は91歳です。

24名の中には、老人性痴呆症の人が5名います。脳血管障害やその他の病気がないにもかかわらず、ボケてしまっている人です。つまり、身体的な理由がないのにボケてしまっている人で、松家院長はこれらの人がアルツハイマー型痴呆症であると判断していました。ちなみにビタミンCの投与は、昭和57年の6月からですから、ほとんどの患者が入院当初からその投与を受けているということになります。

これら24名の「夜間せん妄」の状態がどうなったかなのですが、それは「一」、「十」、

「卅」「卄」「+」「−」は夜間せん妄の程度を表す

	入院時	最悪時	軽減時	現在
	−	卄	+	−
	+	+	−	−
	卅	卅	+	−
	−	卄	−	−
	+	+	−	−
	+	+	−	−
	卄	卄	+	−
	+	+	+	−
	+	卅	病状悪化とともに	−
	−	卄	+	−
	+	卅	卄	卅
	卄	卅	卅	卅
	卄	卄	+	+
	+	卅	+	+
	卅	卅	卄	+
	卅	卅	卄	+
	卄	卄	+	+
	−	+	+	+
	卅	卅	卄	+
	卄	卄	+	+
	卄	卄	+	+
	卄	卄	+	−
	卄	卄	+	+
	+	+	+	+

夜間せん妄のある患者

氏 名	性別	年齢	入院月日	病 名	
戸○ユ○	女	87	S57.05.24	パーキンソン氏病	
本○チ○	女	85	S57.07.13	パーキンソン氏病	
大○原三○	男	87	S58.02.21	糖尿病	
宇○川○子	女	77	S58.03.18	脳動脈硬化症	
野○リ○	女	82	S58.08.26	脳梗塞	
梁○ム○	女	84	S58.10.31	老人性痴呆	
緒○と○	女	87	S58.11.08	骨粗鬆症	
土○ミ○	女	78	S56.01.21	脳軟化	
小○　達	女	80	S58.09.09	老人性鬱病	
河○は○	女	76	S56.07.30	外傷性脳壊死	
天○と○	女	86	S56.11.18	脳動脈硬化症	
○井○る	女	85	S57.03.25	脳動脈硬化症	
酒○ゐ○	女	89	S57.12.02	老人性痴呆	
荻○利○郎	男	92	S57.04.08	脳軟化	
和○な○	女	73	S58.08.10	脳卒中	
水○都○重	男	80	S58.09.26	静脈瘤	
石○ナ○	女	81	S58.02.07	老人性痴呆・心不全	
副○ヶ○	女	80	S58.06.16	高血圧症・心筋梗塞	
酒○　一	男	83	S58.07.11	糖尿病・老人性痴呆	
加○谷○そ	女	86	S58.10.11	老人性痴呆	
田○エ○	女	76	S58.10.24	硬膜下血腫術後・糖尿病	
小○ヤ○	女	80	S58.11.25	糖尿病	
村○政○	男	91	S58.12.26	肺炎	
岸　　○	女	80	S58.01.09	脳動脈硬化症	

松家豊著『ボケはビタミンCで治る』（廣済堂出版）を参考に作成

「卄」、「卄」の四つの記号によって判定されています。「卄」は症状が最もひどいもので、「毎夜のごとく騒ぐ、あるいは人事不省といった状態」です。逆に「―」は、「夜間せん妄がまったく現れない状態」です。そして、「＋」と「卄」はそれらの中間の状態で、「卄」は「＋」よりも症状が重いことを表しています。

表を見て一目瞭然なのですが、「夜間せん妄」の状態がほとんどの患者で改善されていることが分かります。入院時に「卄」の人は4人いて、それが最悪時には8人に増えています。しかし、その症状がしだいに軽減されていって、「現在」は「卄」の人は2人に減っています。

入院時よりも一時的に症状が悪くなっている人が何人かいますが、松家院長はその原因について、入院するということで環境が変わったために落ち着きがなくなったからと分析しています。

とくに注目すべき点は、「最悪時」にはすべての人が「夜間せん妄」の状態が「＋」～「卄」でしたが、それがしだいに軽減されていって、「現在」では上からの10人と、下から三番目の1人の合計11人については「―」、すなわち「夜間せん妄」がなくなっていることです。これは特筆すべきことです。なぜなら年齢の経過とともに、本来ならボケ症状が重くなっていくのが普通なのに、それが逆に軽くなっていき、ついには症状がなくなっているからです。

残りの13人の場合、真ん中の2人、下から7番目の1人、一番下の1人の計4人については、「夜間せん妄」の状態がそれほど変わっていませんが、それ以外の9人については、いずれも症状が軽くなっています。つまり、24人中20人が改善されたことになります。「夜間せん妄」はボケ症状の中でも重い部類に入るので、これはまさしく著効といえるものでした。

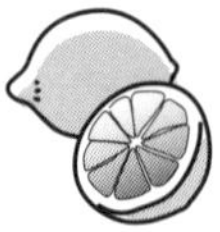

幻覚や妄想もなくなった患者たち

前にも述べましたが、ビタミンCを摂取することによって線維芽細胞でのコラーゲンの生成が盛んになりました。その結果、脳内の血管がしっかりして血液の流れがよくなり、酸素と栄養素が神経細胞に十分供給されるようになって脳の機能が回復し、「夜間せん妄」という異常行動がなくなったと考えられます。

では、「夜間せん妄」がどのように改善されたのか、一例を見てみましょう。

前の表に「野○リ○」という82歳の女性の患者がいます。この方は、多発性脳梗塞を起こしていました。脳の動脈のあちこちに詰まりができて、その周辺の細胞が死んでしまうという病気です。

入院したのは１９８３年（昭和58年）８月のことで、入院当時は右半身の麻痺を起こしており、歩くことができませんでした。日中はまったく無表情で、居眠りをすることが多い傾向にあり、食事もあまり食べようとせず、そのため栄養状態が悪く、体重が29kgにまで減っていました。

　ボケの症状は重く、ものごとを判断することができず、記憶力もなく、少し前のこともすぐに忘れてしまうという状態。日時や場所の「見当識」もまったくなく、家族の判別も不可能でした。

　さらに幻覚や妄想をともなうことがあり、とくに夕方になると落ち着きがなくなって、一晩中興奮状態のこともあり、意味不明なことを大声で話し続けていました。また一晩でタオルをひきむしってボロボロにしてしまうこともありました。「夜間せん妄」のため、日中は眠ってしまっていたので、食事を十分に食べることができず、ますます栄養状態が悪化していきました。また失禁をするため、床ずれも起こしていました。

　こんな深刻な状態でしたが、入院後はビタミンCを投与し、さらに漢方薬も併用して、できるだけ寝床から離れるようにさせ、そのほかにも座位や歩行訓練などを行ないました。またほかの患者と会話させたり、テレビを見せたりして、頭を使うようにさせました。

すると、驚いたことにこうしたボケ症状が明らかに改善されていったのです。

103ページの表でも分かるように、軽減時にはほとんど症状がなくなって、その後も症状は出ていません。「夜間せん妄」はまったくなくなり、幻覚や妄想もなくなりました。「見当識」も回復して、家族のことを認識できるようになり、生年月日や生まれた場所も言うことができるようになりました。それにともなって栄養状態もよくなり、体重が38kgまでになりました。

「ちょっと信じられない」という読者もいると思いますが、体重が28kgから10kgも増えたことが、著効であることを物語っています。「夜間せん妄」がひどくて、昼間寝ているような状態では、食事を食べることはなかなか難しいですから、体重は減ってしまいます。それが続けば命が危険な状態になるでしょう。

ところが、その逆で体重が10kgも増えたということは、食事をきちんと摂るようになったということです。つまり、日中起きているような状態になって、食事も摂るようになったということです。これだけでも、以前の状態に比べれば大きな改善といえます。

さらに家族のことが認識できるようになって、生年月日や生まれた場所が言えるようになったというのは、素晴らしいことです。さぞかし家族の方もビックリされたことでしょう。やはりビタミンCによって、結果的に脳の機能が回復し、こうした改善が見られたと考えられます。

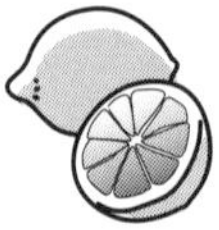

ビタミンCはアルツハイマー型認知症にも効く!?

103ページの表にあるのは「夜間せん妄」の人たちですが、その他のボケ症状の人たちにも改善が見られました。ビタミンCを投与する以前は騒がないまでも、表情がすっきりしない、表情がぼんやりした人、あるいは歩くときに足元がふらついたり、動作が鈍い、といった患者が多かったのですが、投与開始後は、以前よりもすっきりした表情の人が増えたといいます。

以前は会ってもろくろく挨拶しなかったような人でも、挨拶をするようになり、また起きたり座ったりする動作もしっかりして、通常の生活に近い状態の人が多くなったのです。いずれの場合も、脳の働きがよくなったため、通常に近い生活が送れるようになったと考えられます。

加えて、風邪をひく患者が明らかに減ったといいます。高齢者は免疫力が低下しているので風邪をひきやすく、しかも一度風邪をひくとなかなか治りにくいものです。3か月くらい風邪で苦しみ続け、治らずに肺炎を起こして死亡するケースも珍しくなく、そのため毎年3～5人が風邪で亡くなっていました。ところが、ビタミンCの投与を2年間続けていると、風邪をひく人は皆無に近くなったのです。

アルツハイマー型認知症にも効果あり

以上のような改善例は、主に脳血管性の認知症に効果があったと考えられますが、松家院長によると、さらにアルツハイマー型認知症にも効果があったとのことです。

前述の24人の「夜間せん妄」の患者の場合、アルツハイマー型が5人いるといいます。それは、「老人性痴呆」と判断されている人たちです。これらの人たちは、脳血管障害やその他の病気がありません。にもかかわらず、ボケてしまっているのです。つまり、原因が分からない認知症ということで、松家院長はアルツハイマー型という判断をしています。

この当時、日本人の認知症（痴呆症）は前述のように約半分が脳血管性で、残りはアルツハイマー型か、それらの混合型ということですから、脳血管性ではなく、そのほかとくに原因となる疾病がない場合、アルツハイマー型と判断したのは間違いとはいえないでしょう。

これら5人のうち、1人は症状がなくなり、4人は改善されています。つまり、5人ともビタミンCの効果があったということです。では、なぜ効果があったのでしょうか？

そのメカニズムの詳細は、不明です。というのも、アルツハイマー型認知症の原因やメカニズムがまだはっきり分かっていない部分が多いからです。アミロイドβの蓄積によって、脳の海馬などの神経細胞が死滅して、その部分の働きが悪くなって起こることは分かっていますが、アミロイドβがなぜ蓄積するのか、またなぜ神経細胞を死滅させるのかという点になると、まだ詳しくは分からない部分があるのです。

ただし、一つ言えることがあります。前の5人のボケ症状が改善されたのは、脳の機能が元に戻っていったからです。**つまり、脳の血管がしっかりすることによって、結果的に脳の神経細胞の働きが回復し、そのことによって低下していた脳の機能が、何らかの形で回復したと考えられるのです。**

床ずれや「夜間せん妄」が改善

では、その5人のうちの1人について、具体的に見ていきましょう。前述の表の中の「加○谷○そ」さんで、86歳、女性です。この方は、松家院長の病院に入院する前に、某医師より、クロルプロマジンという薬を1日に40㎎投与を受け、一日中就寝し、床ずれが拡大して入院しました。

クロルプロマジンは精神病患者用の薬で、精神運動興奮、不眠、緊張、不安などを沈静化させ、また幻覚や妄想を鎮める作用を持っています。しかし、副作用として、皮膚炎、乳房症、黄だん、発熱などを起こすことがあります。この患者の場合、クロルプロマジンの副作用と寝たきりのため、床ずれ（緑膿菌検出）が発症していたようでした。

入院当時は、昼間は言動が支離滅裂で、主治医は「コンタクトがまったく困難」と記していました。とくに「夜間せん妄」がひどく、介助人は一睡もできず、周囲の患者も目を覚ましてしまうほどでした。薬を投与しても効果がなく、主治医によると「はなばたしく難渋した例」とのこと。

ところが、ビタミンCを投与してからは、床ずれの部位から緑膿菌は検出されなくなり、皮膚の再生が見られ、徐々に回復の方向に向かいました。「夜間せん妄」も少なくなって、時々就眠剤を投与することで対処できるようになったとのことです。

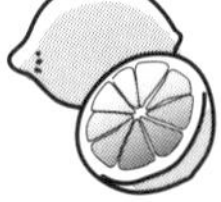

改善したボケは元に戻らない

ビタミンC（アスコルビン酸）はもともと野菜や果物などに含まれる栄養素です。その化学構造は解明されており、人工的に合成されたものが第3類医薬品として使われています。本来は食品に含まれる栄養素ですから、安全性は高いのですが、通常の医薬品と違って、すぐに効果が現れるというわけではありません。

とくにボケ症状に対しては、ビタミンCが脳の血管の状態をよくして、血行がよくなって初めて改善が見られるので、どうしても時間がかかります。ビタミンCの投与を開始して、早くても2か月から3か月、遅い場合は半年から1年、あるいは1年半くらいかかってしまいます。ですから焦ってはいけません。気長に症状の改善を待つ必要があります。

ビタミンCの投与は根本治療

それからビタミンCで症状が一度改善されても、また元に戻ってしまうのではないか、という心配を抱く人もいると思います。時間の経過とともに年齢も重ねることになり、体も脳も老化がさらに進むので、そういった心配は当然起こってくるわけです。しかし、松家院長の臨床経験では、そうした心配はいらないとのことです。つまり、ビタミンCを飲み続けている限り、ボケ症状が戻ることはないとのことです。

とくに「夜間せん妄」患者の場合、10人中9人はその症状を再び繰り返すことはなかったとのこと。なお、「10人中10人」といえないのは、ボケという症状にはかなりの波があるからです。暑いときは血の巡りがよくなるので、脳の調子もよく、症状も出ないけれども、寒くなって血の巡りが悪くなると、症状がひどくなるということがあるからです。

しかし、こうした点を考慮すれば、ビタミンCで一度改善されたボケ症状が、再び元の状態に戻るということはないとのことです。

精神科の薬やボケに効くといわれている薬を投与した場合、一時的にボケが抑えられるし、効き目も早いということがいえますが、症状がすぐに戻ってしまったり、前よりもひどくなってしまうということが珍しくありません。対症療法的に症状を抑えているにすぎないからです。

一方、ビタミンCの場合は、いわば根本療法といえます。ボケ症状の根本原因となっている脳の機能低下を回復させるものだからです。したがって、回復した脳はそう簡単には元に戻らないということです。

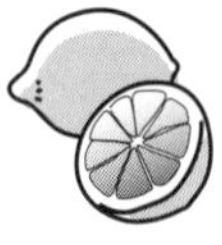

松家院長のビタミンC投与の問題点

ここまで松家院長のビタミンC投与の臨床試験について解説してきましたが、実はこの臨床試験にはいくつか問題点があります。まず一つは、二重盲検法（ダブルブラインド）ではないことです。二重盲検法とは、医薬品の効果や安全性を確認するための標準的な試験法で、被験者を二つのグループにわけ、一つのグループには試験薬（今回はビタミンC）を投与し、もう一方のグループには偽薬（プラシーボ）を投与するという方法です。このとき、試験薬を投与される被験者（患者）側も、試験薬を投与する医師側も、どちらのグループに試験薬が投与されるのかを知らない状態にして、臨床試験を行ないます。

この二重盲検試験を行なうためには、まず試験薬と偽薬を用意しなければなりません。そして投与される人を二つのグループに分けなければなりません。

たとえば、新しく開発された抗がん剤の効果や安全性を確認しようとした場合、まずその抗がん剤と、見た目がそれに似たような偽薬を用意します。偽薬は安全なもので、なんの効果もないものにします。

そして、投与される側も投与する側も、抗がん効果を確認する試験薬か偽薬か分からない状態で試験を行なうのです。いずれの側も余計な先入観を持たないようにするためです。試験薬だと思うと、医師側も患者側も、どうしても「効果がある」ものだという予見が入りがちなため、正確な判定が難しくなるからです。

しかし、松家院長の場合、まず偽薬を用意していません。さらに投与される患者を二つのグループに分けていません。つまり、二重盲検法の体をなしていないのです。そのため、この当時、医学界ではあまり評価されず、注目もされなかったようです。

実際には二重盲検法に近い方法

とはいえ、松家院長の実施した臨床試験はひじょうに貴重なもので、また実際には二重盲検法に近いものです。

まず自らの体験に基づいている点が重要です。自らがボケてしまい、それをなんとか回復させようと自らを実験台として試験を行ない、効果を確認しました。

そして入院患者にもビタミンCを投与することになるわけですが、24人の「夜間せん妄」の患者の場合、ビタミンCは食事に混ぜられているので、それを投与されているという意識はほとんどないでしょう。またボケているので、それを認識するということもほとんどないでしょう。さらに、患者の症状を観察していた看護師には、ビタミンCの効果などはとくに話していなかったということですから、看護師が予見を持つということはほとんどなかったでしょう。つまり、実質的には二重盲検法に近い形になっていたと考えられます。

それから臨床試験としては、患者の人数が少ないという問題点があります。しかし、病院の入院患者の状況を見ると、この人数は致し方ないでしょう。確かに患者数が少ないとはいえますが、高い割合で改善が見られているので、判定の結果には人数が少ないということがそれほど影響していないと考えられます。

ビタミンCはボケの予防にも効果がある

　これまで紹介してきた松家院長の独自の投与試験は、「夜間せん妄」などの認知症患者に対して、その症状を改善するために行なったものですが、ビタミンCは、認知症の予防にも効果があると考えられます。脳血管性認知症は、脳の血管の状態が悪くなって血液の流れが悪くなることによって起こります。したがって、常に血管の状態がよければ、そうしたことにはならないのです。

　ビタミンCは、体内でのコラーゲンの生成を促進することによって、その供給量を増やします。したがって、その一部が血管の材料として使われ、それが日々続くことになれば、血管は丈夫でしなやかになって、その結果、血液の流れもよくなります。脳内の血管も同様で、とくに脳は血管が張り巡らされていますから、それの状態がよくなれば神経細胞への酸素や栄養素の供給もよくなることになります。そのため、ボケ症状に陥りにくくなる、すなわち予防できると考えられるのです。

【岩城製薬】日本薬局方ビタミンC／アスコルビン酸原末

ビタミンCを摂るなら、この製品！純粋なビタミンCを摂取できる

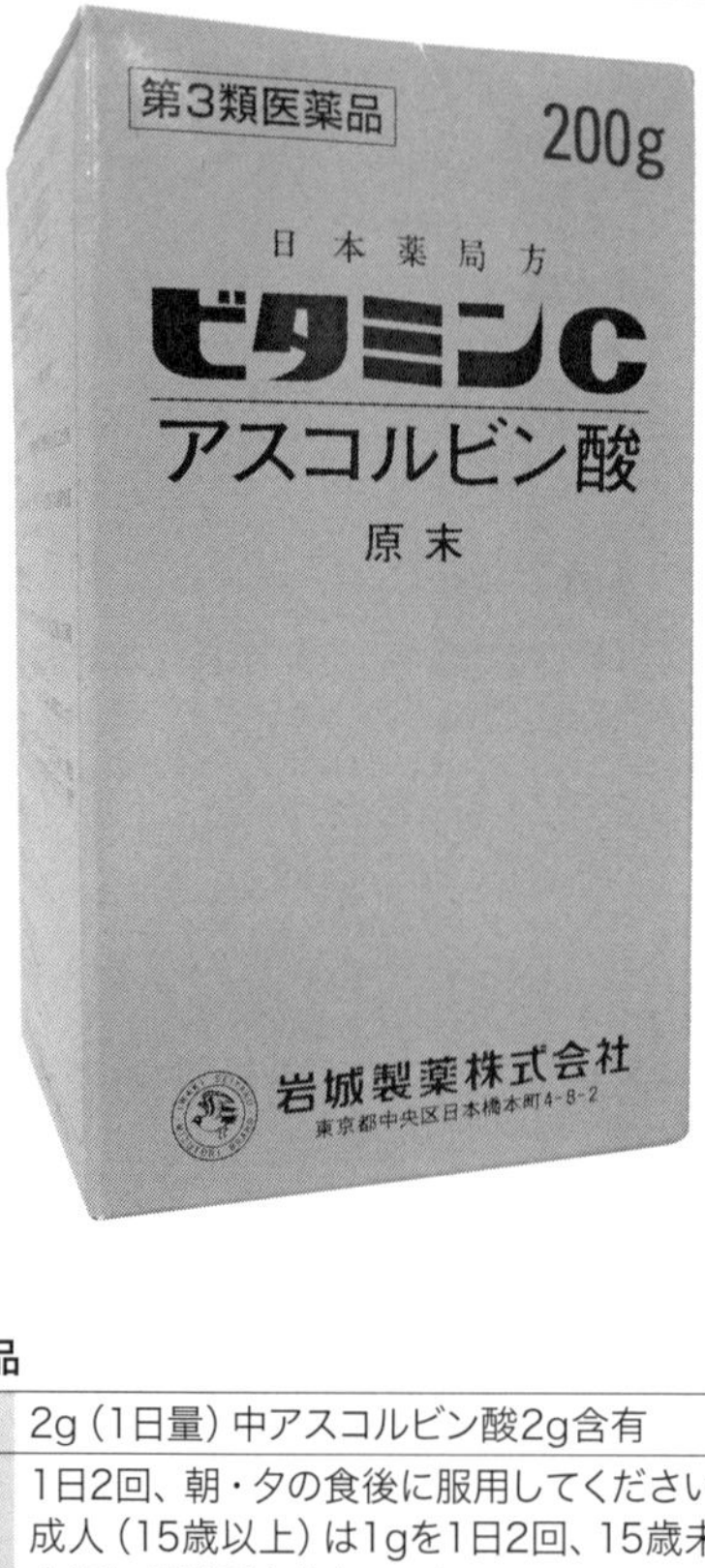

第3類医薬品

成分・分量	2g（1日量）中アスコルビン酸2g含有
用法・用量	1日2回、朝・夕の食後に服用してください 成人（15歳以上）は1gを1日2回、15歳未満の小児には服用させないこと
効能・効果	次の諸症状の緩和（しみ、そばかす、日やけ、かぶれによる色素沈着）、次の場合の出血予防（歯ぐきからの出血、鼻出血）、次の場合のビタミンCの補給（肉体疲労時、妊娠・授乳期、病中病後の体力低下時、老年期）
販売者	岩城製薬（東京都中央区）

この製品は、純粋なビタミンC（アスコルビン酸）です。ビタミンC以外には何も含んでいません。白い粉末状で、なめるとかなり酸っぱいです。スプーンが添付されていて、すりきり1杯が約1gです。ですから、その半分が約0・5gです。

この製品は、第3類医薬品であり、本来は、しみやそばかす、色素沈着などを改善したり、歯茎や鼻からの出血を防ぐというものです。つまり、体内でコラーゲンの生成を促して、皮膚の状態を改善したり、歯茎や鼻などの毛細血管を丈夫にして、出血を防ぐというものです。

用法・用量は、成人の場合、1gを1日に2回となっています。しみやそばかすなどを改善したり、出血を止めたりするためには、このくらいの量の摂取が必要なのでしょう。

ただし、1回に1gを摂取すると、かなり酸っぱいですし、また胃に刺激感も覚えるので、まずは1日に0・5gを1回摂取するのがよいでしょう。最近、私もこの製品を摂取していますが、1日に0・5gにしています。

粉末のままだと飲みにくいという人は、水に溶かしたり、紅茶などに溶かして飲むとよいでしょう。値段は、1個（200g入り）が3278円（税込み）でした。1日に0・5g摂取すると、400日分になります。

第3章

ビタミンCとゼラチンパウダーで認知症を予防する

体内のたんぱく質の約30％はコラーゲン

第2章で紹介したように、松家院長は自らにビタミンCを投与し、さらに入院患者にもビタミンCを投与し、ボケの症状が改善することを確かめましたが、さらにその効果を高めることが期待できる方法があります。それは、**市販のゼラチンパウダーを一緒に摂ることです。**

ゼラチンパウダーはいわばコラーゲンそのものであり、体内で分解されてアミノ酸となり、再びコラーゲンとして生成されるからです。そのため血管へのコラーゲン供給がさらに増加し、いっそう血管が丈夫でしなやかなものとなり、そして血行がより改善され、ボケ症状もより改善されることが期待できるのです。

人間の体で一番多いのは水で、60〜75％を占めています。次に多いのがたんぱく質で15〜20％。たんぱく質は体の基本物質といえるものです。そのたんぱく質のうち約30％がコラーゲンであり、体内のたんぱく質で最も多いのです。それだけ重要な物質であるということです。

コラーゲンは、皮膚、血管、軟骨、骨、歯、眼、腱、内臓など全身に分布していて、とくに皮膚には体内のコラーゲンの40％が存在しています。そして20％は骨や軟骨に、残りは血管や眼などに存在しているのです。したがって、コラーゲンの生成が十分でなくなると、体の至るところに障害が発生することになります。その障害の一つが血管障害であり、その結果、脳血管性の認知症が発生するということなのです。

ゼラチン＝コラーゲン

コラーゲンはとても大切なたんぱく質なのですが、ちょっと特殊な面を持っています。というのは、意外にそれを構成するアミノ酸の数が少ないのです。

コラーゲンは、アミノ酸の一種のグリシンが約3分の1を占めていて、プロリンとヒドロキシプロリンというアミノ酸が約20％ずつ、そしてアラニンというアミノ酸が約10％となっています。
グリシンは、最も単純な構造のアミノ酸で、水に溶けやすいという性質があります。プロリンとヒドロキシプロリンは、コラーゲンの安定性を維持しています。アラニンは、体内のエネルギー代謝において重要な役割を担っているアミノ酸です。

コラーゲンは、主にこれら4種類のアミノ酸で構成されたものであり、これらが体内にないとコラーゲンは生成されないことになります。

人間の体は前述のように15〜20％をたんぱく質が占めていますが、それらのたんぱく質は20種類のアミノ酸で構成されています。その20種類のうち、リジンやバリン、ロイシンといった9種類のアミノ酸は体内で作ることができず、食品として摂取しなければなりません。これらを必須アミノ酸といいます。

コラーゲンを構成するグリシン、プロリン、ヒドロキシプロリン、アラニンは必須アミノ酸ではありません。ですから人間の体内でも作られるのですが、さらに外から補給してあげたほうが、コラーゲンの原料がより豊富となって、コラーゲンがより多く作られるようになると考えられます。

ゼラチンパウダーは、その原料供給源となるのです。ゼラチンとは、豚、牛、魚などから抽出したコラーゲンを熱で少しだけ分解したものです。ですから「ゼラチン＝コラーゲン」といっても過言ではなく、それにはコラーゲンを構成するグリシン、プロリン、ヒドロキシプロリン、アラニンがそのまま含まれているのです。そして、そのゼラチンから水分を取り除いて粉末状にしたものがゼラチンパウダーです。

ゼラチンパウダーは、もともとコーヒーゼリーやフルーツゼリーなどを作るための素材食品です。ただし、みそ汁やカフェオレ、ココア、コーヒー、お茶などにそのまま入れて溶かし、飲んでもかまいません。暑い夏場はコーヒーゼリーやフルーツゼリーにして、寒い冬場はカフェオレやココアなどの温かい飲み物に入れると摂りやすいです。

膝に痛みを覚える高齢者が多い

　前項で「ゼラチン＝コラーゲン」と書きましたが、コラーゲンは分子量が大きいたんぱく質なので、そのまま胃や腸から吸収されるということはありません。消化液によって分解されて、アミノ酸のグリシン、プロリン、ヒドロキシプロリン、アラニンとなって吸収されます。そして血流にのって全身に運ばれ、皮膚や血管、軟骨、骨など全身に存在する線維芽細胞によって、再びコラーゲンに合成され、必要な臓器や組織に供給されるのです。

　前にも書いたようにグリシン、プロリン、ヒドロキシプロリン、アラニンはいずれも必須アミノ酸ではありませんから、体内でも作られます。しかし外からコラーゲンを取り入れて、それらが分解されれば、より多くのグリシンやプロリンなどが供給されます。その結果、コラーゲンも活発に生成されることになります。

なにしろ体内のたんぱく質の約30％はコラーゲンですから、その原料となる4種類のアミノ酸も大量に必要なようで、ゼラチンパウダーを摂取することでそれらのアミノ酸を供給してやると、その効果はすぐに現れます。というのも、私はそのことを自ら実感しているからです。

実は私は17年以上も前から毎日ゼラチンパウダーを摂取しており、その効果を実感しているのです。忘れもしません、51歳のときです。日頃からパソコンに向かって原稿を書く時間が長く、運動不足になっていたせいか、ある日突然、膝が痛くなったのです。家の近くの下りの坂道を歩いているときに突然右膝に痛みを覚えたのです。また階段を下りるときにも強い痛みを感じました。歩く際には、膝の関節には体重の2～3倍、階段を下りる際にはなんと5倍もの重さがかかります。そのために、膝に大きな負担がかかって痛みを覚えたようです。

高齢者で膝の痛みで悩んでいる人はとても多いですが、そのほとんどは変形性膝関節症によるものです。膝の関節は、関節を形成する骨と骨の間に軟骨が挟まった状態になっていて、その軟骨がクッションの役割をし、関節の動きをスムーズにしています。ところが、軟骨がすり減って変形してしまうと、骨と骨とが擦れるような状態になってしまいます。すると、階段を下りたり上ったり、あるいは歩いたりする際にも膝に痛みを覚えるようになります。これが、変形性膝関節症です。

ゼラチンパウダーで膝の痛みがとれた！

私もこの変形性膝関節症に陥っていたのです。そこでそれを自分で治す方法はないものかと色々調べたところ、あることに気付きました。

それは意外と単純で、「軟骨がすり減っているのなら、軟骨を生成させて、骨と骨が擦れないようにすればいいだろう」というものでした。そこでさらに調べると、軟骨のある特徴に気付きました。軟骨の成分は65～80％が水分であり、残りは固形成分で、その固形成分の約半分はコラーゲンであることでした。そして、「おそらくこのコラーゲンが減っているので軟骨もすり減ってしまったのだろう」と考えました。

そこで、「コラーゲンを増やすにはどうすればいいだろう？」と考え、ゼラチンパウダーを摂取することを思いついたのです。「ゼラチン＝コラーゲン」ですから、毎日摂取すれば、体内でコラーゲンが生成されやすくなり、膝の軟骨もしっかりするだろうと考えたのです。

ゼラチンパウダーの［ゼライス］の効果

それからというもの、近くのスーパーで買ってきたゼラチンパウダーの「ゼライス」（マルハニチロ）をお茶やコーヒー、みそ汁などに入れて飲むようになりました。すると、すぐに効果が意外なところに現れたのです。それは、足の甲です。

摂取し始めてから2～3日して、起きる前に布団の中で偶然足の甲を擦り合わせたところ、やけにすべすべしていたのです。それまではそんな感覚を覚えたことはまったくありませんでしたから、これは明らかにゼラチンパウダーによる効果でした。

よく考えてみると、これはごく自然で当然な結果でした。なぜなら、体の中で皮膚はコラーゲンが最も多く存在してるところだからです。そのため、ゼラチンパウダーが体内でアミノ酸に分解されて吸収され、再びコラーゲンとして生成され、それが皮膚に供給されてその状態がよくなったのです。

そのため足の甲を擦ったところ、すべすべしているように感じたのです。皮膚は状態がよくなったことがすぐわかる部分だったのです。

ゼラチンパウダーの効果を実感した私は、次に膝の痛みが取れることを期待しました。そしてその期待はしばらくすると現実のものになったのです。**ゼラチンパウダーを摂るようになってから1～2週間すると、膝の痛みをあまり感じなくなったのです。**歩くときも、階段を下りたり、上ったりするときも、痛みを感じることがほとんどなくなったのです。

おそらく体内でコラーゲンがたくさん作られて、それが軟骨に供給され、軟骨がしっかりした状態となり、骨と骨とが擦れることが少なくなったためと考えられます。整形外科や整骨院に通ったわけではありませんし、とくに運動をしたというわけでもありません。ですから、おそらくゼラチンパウダーが効いたのだろうと思いました。

その後も毎日ゼラチンパウダーを摂り続けています。ちなみに、これにはコレステロールは含まれていませんので、高コレステロールになる心配はありません。

そして現在、68歳になりましたが、膝に痛みを覚えるということはありません。

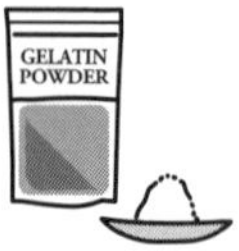

血管はコラーゲンで構成されている

コラーゲンはとくに皮膚や軟骨に多く分布していますが、もう一つ多いのが血管です。血管は脳のほか、全身に張り巡らされていますが、大きく三つに分類することができます。それは、動脈、静脈、毛細血管です。これらによって、全身の細胞に酸素と栄養素が送られているのです。

心臓から送り出された血液が流れるのが動脈で、大動脈は直径が3～4㎝もあります。一方、毛細血管は、直径が5～10㎛（μは100万分の1）で、各臓器や組織の細胞に酸素と栄養素を供給し、二酸化炭素と老廃物を受け取ります。そして、毛細血管は、心臓へ至る静脈につながります。こうして動脈、毛細血管、静脈によって血液循環が常に行なわれることによって、私たちの生命は維持されているのです。

血液を全身に送り出す動脈は、三層構造になっています。内側のほうから、内膜、中膜、外膜です。内膜の表面には、内皮細胞がタイルのように敷き詰められていて、血液と接しています。中膜は、平滑筋と繊維質の弾性膜で構成されています。そして、この丈夫な繊維質を作っているのが実はコラーゲンなのです。このほか、たんぱく質の一種のエラスチンも、繊維質を構成しています。

また、一番外側にある外膜も、主にコラーゲンおよびエラスチンから成る繊維質で、血管全体を保護して

動脈と静脈の構造

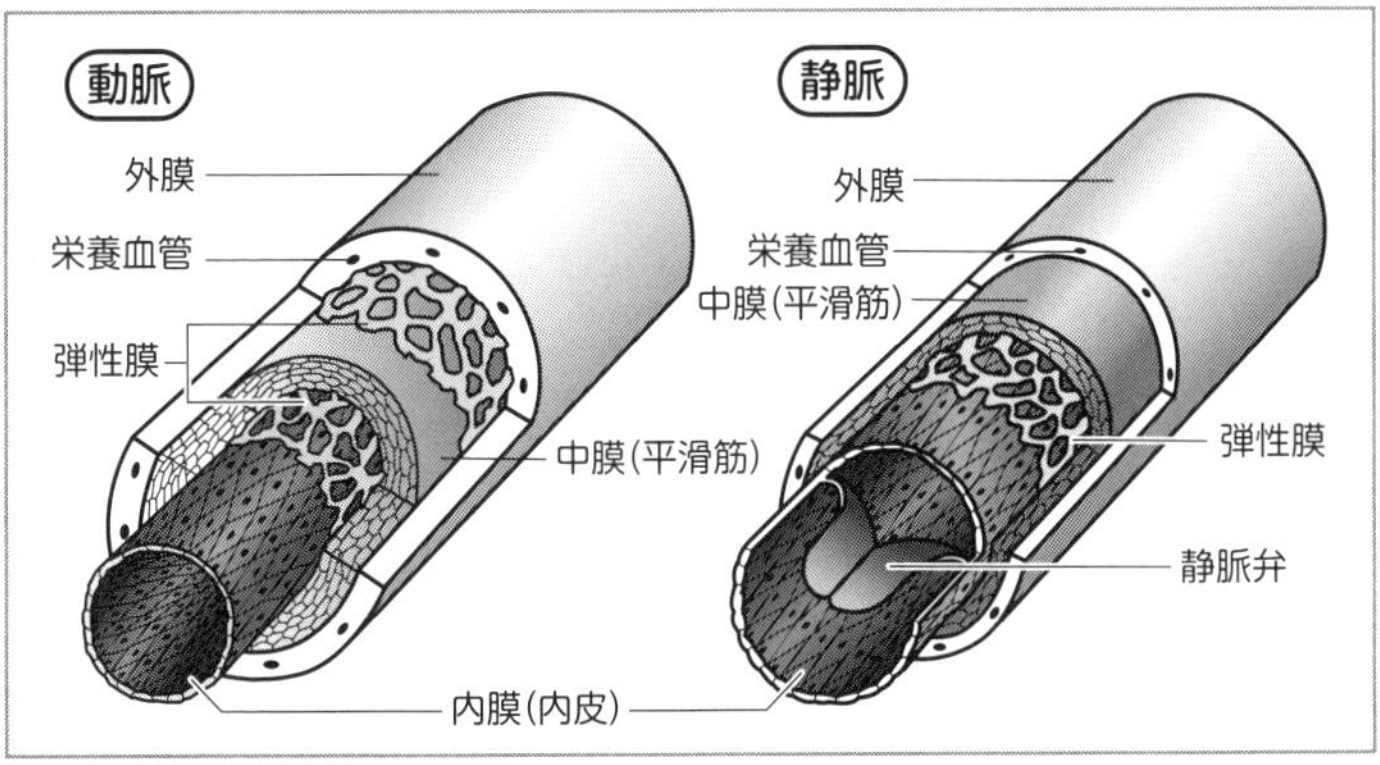

動脈、静脈とも、内膜、中膜、外膜の三層構造。外膜と弾性膜は、コラーゲンとたんぱく質のエラスチンで構成されている。

います。これらによって血管の弾力性が保たれているのです。

静脈も、その構造は動脈と同じで、内膜、中膜、外膜によって構成されています。ただし、動脈に比べて血管壁は薄くなっています。これは、動脈ほど内側から高い圧力が加わらないためです。

一方、毛細血管は、動脈や静脈とは違った構造をしています。というのも、細胞に酸素と栄養素を供給し、逆に二酸化炭素と老廃物を受け入れるため、それをスムーズに行なえるように内皮細胞と基底膜だけから構成されているのです。そして、基底膜が構造的には毛細血管を維持しているのですが、この基底膜もコラーゲンなどによって構成されています。

毛細血管の構造（連続型）

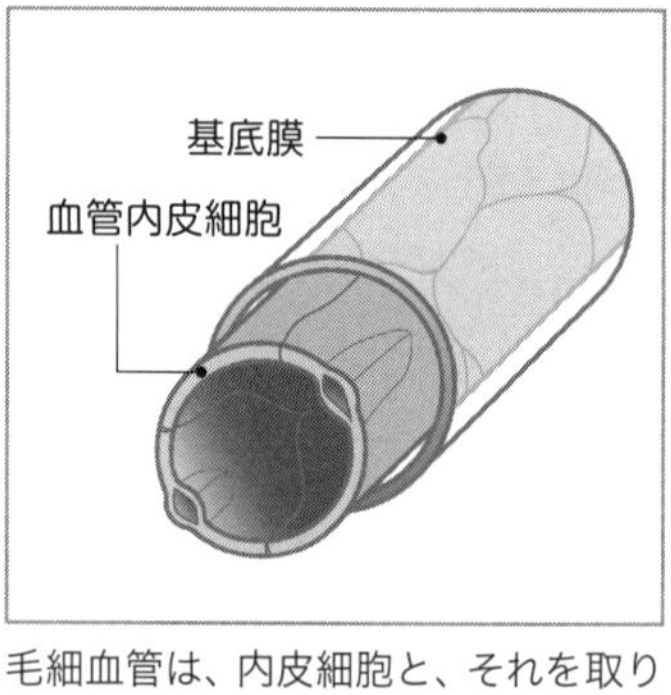

毛細血管は、内皮細胞と、それを取り巻く基底膜からなる。基底膜はコラーゲンから作られている。

ビタミンCに加えてゼラチンを摂る

第2章で壊血病について述べましたが、これは歯肉や皮膚などの毛細血管が破れて出血する病気です。ビタミンCの不足によってコラーゲンが作られにくくなり、基底膜がもろくなって破れて発生すると考えられます。

以上のように、動脈、静脈、毛細血管の構造は、いずれもコラーゲンによって維持されています。したがって、コラーゲンが体内で十分に作られなくなると、血管はもろい状態になってしまうのです。

ということは、逆にコラーゲンが十分に作られて血管に供給されれば、血管の繊維質はしっかりした状態となり、血管自体も頑丈なものになります。そうなれば、動脈の場合、血液の強い圧力が加わっても、それに耐えて破れるということはなくなります。

また、毛細血管もコラーゲンで構成される基底膜がしっかりとした状態になるため、破れるということはなくなります。さらに、静脈についても、同じことがいえます。

前出の松家院長の場合、ビタミンCを摂ることによって、脳の血管の繊維質の状態がよくなって、結果的に血流がよくなり、酸素と栄養素が神経細胞に十分に供給されるようになり、ボケ症状が改善されたと考えられます。また病院の患者たちも同様であったと考えられます。

さらにゼラチンパウダーを摂取することによってコラーゲンの原料が供給され、体内でいっそうコラーゲンの生成が活発になり、それが体や脳の血管に供給されれば、脳の血管はさらにしっかりしたものになると考えられます。ですから、ボ

ケ症状の人がビタミンCに加えてゼラチンパウダーを一緒に摂るようにすれば、おそらく症状はさらに改善されると考えられるのです。

これはボケの予防にも十分効果があると考えられます。というのも、脳の血管が丈夫でしっかりした状態になって血液の流れがよくなれば、結果的に脳の機能が高まって、脳血管性の認知症になることはないと考えられるからです。

私はこの原稿を書き始めてから、ゼラチンパウダーに加えて、ビタミンCを1日に0・5g摂るようにしました。前にも増して腕や手の甲などの皮膚がしっとりしたように感じられます。体内でのコラーゲンの生成がより活発になったためと考えられます。おそらく脳を含めた体の血管も、丈夫でしなやかな状態になっているのではないかと思います。

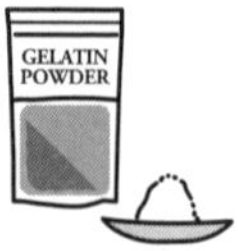

ゼラチンの意外なボケ予防効果

膝の痛みがゼラチンパウダーを摂ることによって改善されたことを書きましたが、これはボケ予防とも関係があります。というのも、膝が痛くなると、どうしても外に出て歩くことが困難になりますし、家の中でもじっと座りがちになってしまいます。すると、当然ながら血行が悪くなりますから、それにともなって脳の機能も低下することが考えられます。

哺乳類の中で常に二足歩行しているのは人間だけですが、歩行している間は脳が活発に働いています。ところが、歩かなくなるとしだいに脳の機能も低下していき、認知症になるリスクも高まると考えられます。

骨粗鬆症の予防にも有効

ゼラチンパウダーはさらに、高齢者に多い骨粗鬆症を防ぐことが期待されます。骨粗鬆症は、骨がもろくなってしまい、骨折したりする病気で、これが原因で動くことが困難になり、それにともなってボケが始まるということもあります。

骨粗鬆症とは、骨にスが入ったようにスカスカの状態になってしまい、それによって骨の強度が低下して、骨折しやすくなる病気です。骨は常に新陳代謝を繰り返しています。すなわち、古い骨は壊れて、新しい骨が作られているのです。

しかし、年齢を重ねるとともに骨が作られにくくなり、骨密度は減っていき、とくに50歳を超えると低下していきます。女性の場合、閉経後に急激に低下します。これは、女性ホルモンの分泌量が急激に減ることで骨の破壊が高まって、骨形成が追い付かなくなり、骨がもろい状態になってしまうためです。

したがって、骨粗鬆症を防ぐためには、カルシウムの摂取を増やして、骨への供給をスムーズにしてやる必要があるのです。また、ビタミンDを摂ることも必要です。ビタミンDは、カルシウムの吸収を高める働きがあるからです。

さらに、ゼラチンパウダーを食べることでも、骨粗鬆症が防げるようです。こんなデータがあります。

閉経後骨粗鬆症を起こしたラットに対して、ゼラチン添加食（カゼイン10％＋ゼラチン5％）を60日間摂取させ、対照群（カゼイン15％）と比較したところ、ゼラチン添加食を食べたラットでは、明らかに大腿骨の破断強度が増加した（石見佳子レポート「コラーゲンの安全性と機能性」より）。

つまり、**ラットにゼラチンを投与したところ、大腿骨の強度が増したということです。**なお、カゼインとは、牛乳に多く含まれているたんぱく質の一種です。

また、別のデータもあります。正常なマウスに対して、10％のカゼイン食のうち、4％だけをゼラチンで置き換えて食べさせたところ、大腿骨の骨密度が増加したといいます。ちなみに、骨密度が低下すると、骨粗鬆症になりやすくなります。

さらに、人間に関するデータもあります。骨粗鬆症患者に対して、骨の破壊（骨吸収）を抑える薬を投与すると同時に、コラーゲンペプチド（ゼラチンを分解したもの）を投与すると、その薬を単独で投与したときよりも、骨吸収の指標であるピリジノリンという物質の量が低下することが分かりました。これは、骨の破壊が弱まって、骨密度が高まることを示唆しています。

コラーゲンは、骨の基礎となる骨基質の大部分を占めています。したがって、ゼラチンを摂取することで、コラーゲンが生成されやすくなり、骨基質の生成がよくなったため、骨の強度が増したり、骨密度が増えたりしたという結果になったと考えられます。

以上のようにゼラチンパウダーを摂取することで、高齢者に多い骨粗鬆症もある程度防げると考えられ、これは結果的にボケ予防につながるのです。

なお、ゼラチンパウダーの摂取量ですが、1日に1～2gがよいでしょう。ただし、ごくまれにアレルギー症状を起こす人がいるので、過去にゼラチンでアレルギーを起こした経験のある方は、摂るのはやめてください。

［マルハニチロ］
ゼライス ゼラチンパウダー

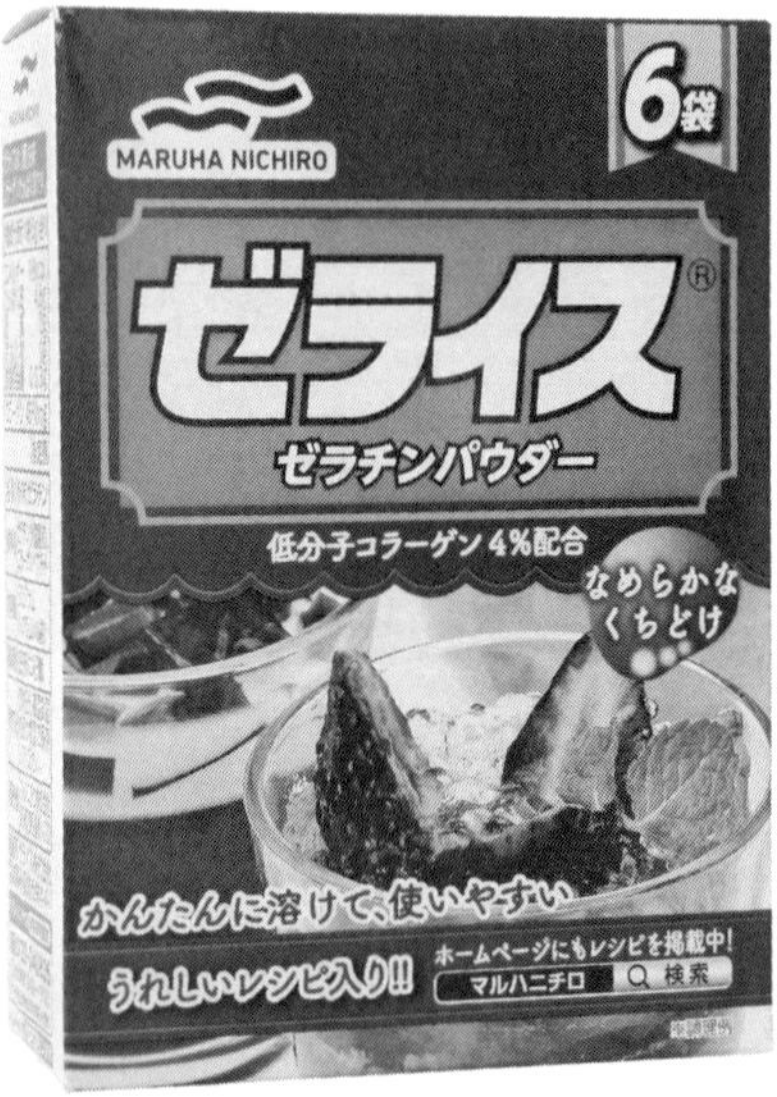

ビタミンCとともにゼラチンを摂って血管を強くすれば、認知症の予防につながる

名称	粉末ゼラチン
原材料名	ゼラチン（外国製造）、コラーゲンペプチド
内容量	30g（5g×6袋）
保存方法	直射日光・高温多湿を避け常温で保存してください
販売者	マルハニチロ（東京都江東区）
製造者	ゼライス（宮城県多賀城市）

栄養成分表示（1袋5gあたり）	
エネルギー	18kcal
たんぱく質	4.6g
脂質	0g
炭水化物	0g
食塩相当量	0.03g
コラーゲン	4550mg

ゼラチンパウダーの専門メーカーであるゼライス（宮城県多賀城市）が製造し、マルハニチロが販売している製品です。１９５３年（昭和28年）に発売され、長年製造・販売が続けられています。パッケージには、「ゼライスは、『豚』由来コラーゲンたんぱく質です」とあります。豚の皮や骨などのコラーゲンを原料に、アルカリ（消石灰）で処理されて、ゼラチンパウダーが作られています。

中身は1袋5ｇに小分けされています。５ｇのうち４・６ｇがタンパク質であり、そのうちの４．55ｇ（４５５０㎎）がコラーゲンです。実際にはゼラチンがほとんど（96％）ですが、コラーゲンペプチドも含まれています。ペプチドとは、アミノ酸が複数結合したもので、コラーゲンから作られたペプチドが、コラーゲンペプチドです。これらには、アミノ酸のグリシン、プロリン、アラニンなどが含まれています。原材料はゼラチンとコラーゲンペプチドのみで、添加物は不使用なので安心です。値段は写真の6袋入り（30ｇ）が１７０円（税込み）で、13袋入り（65ｇ）が３６６円（税込み）。1日に1ｇ摂取するとして、6袋入りなら30日間摂ることができ、サプリメントよりリーズナブルです。

［森永製菓］

クックゼラチン

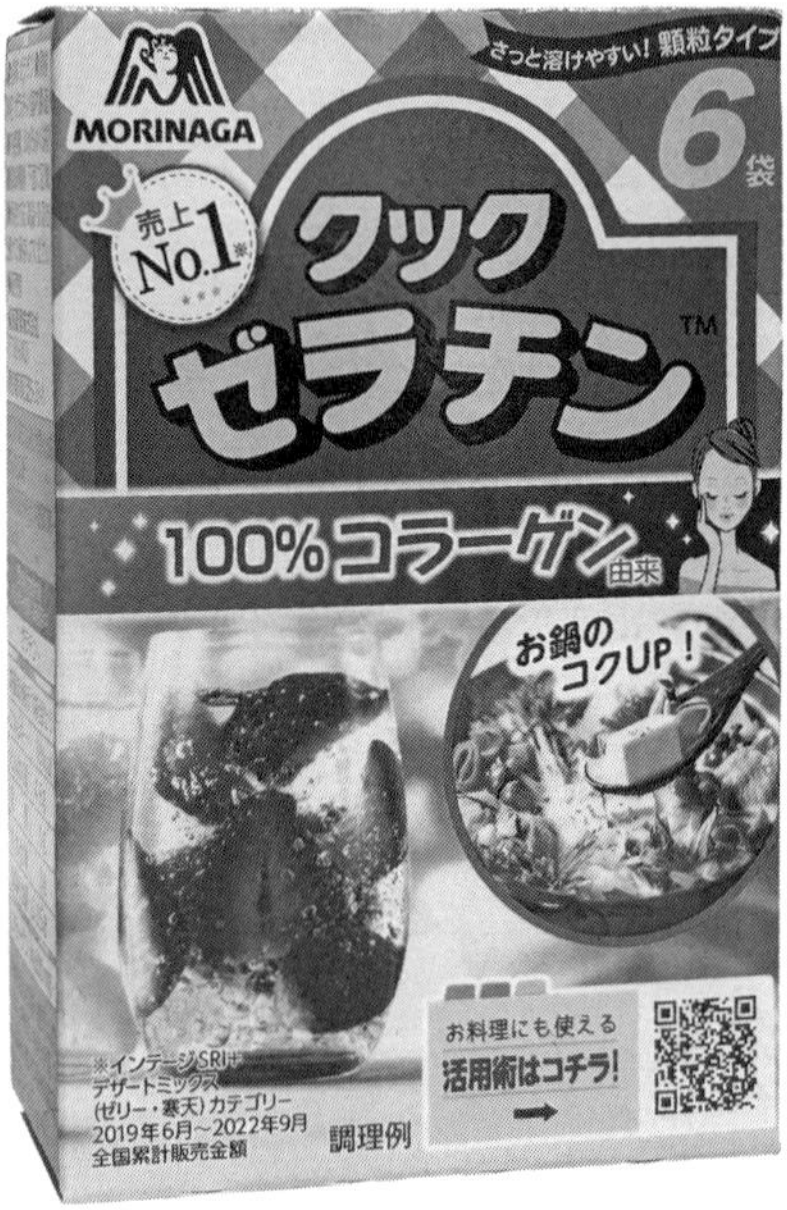

顆粒状なので溶けやすく
コラーゲンもたっぷり

名称	ゼラチン
原材料名	ゼラチン（国内製造）
内容量	30g（5g×6袋）
保存方法	高温・多湿を避けて保存してください
販売者	森永製菓（東京都港区）
加工所	大晃化成・富田林工場（大阪府富田林市）

栄養成分表示（1袋5gあたり）	
エネルギー	18kcal
たんぱく質	4.6g
脂質	0g
炭水化物	0g
食塩相当量	0.05g
コラーゲン	4600mg

「クックゼラチン」は、森永製菓が販売している製品です。コラーゲンの由来がパッケージには表示されていないので、森永製菓のホームページを見ると、次のような説明がありました。

「1．森永クックゼラチンの原料は、主に牛（の骨）です。

2．牛骨を細かく砕き、不純物（カルシウムなど）を取り除いたり、pH（ペーハー）を調整したりして、ゼラチンの元（オセイン）を作ります。

3．ゼラチンの元（オセイン）は、約2か月間の期間をかけてさらにコラーゲンの純度を高めます。処理が終わるときれいに水洗いした後、お湯を注ぎ、高品質のゼラチンを抽出していきます」。こうしてできたゼラチンをろ過や濃縮によって、精製度を高め、高温・短時間で殺菌した後、乾燥させます。そして、乾燥させたゼラチンを細かく砕いて、顆粒状にしたものが「クックゼラチン」です。

この製品も1袋5gに小分けされています。5gのうち4・6gがコラーゲンです。添加物は使われていません。値段は、写真の6袋入り（30g）が192円（税込み）、13袋入り（65g）が408円（税込み）でした。

［新田ゼラチン］ニッタクラシックス ニューシルバー 顆粒ゼラチン

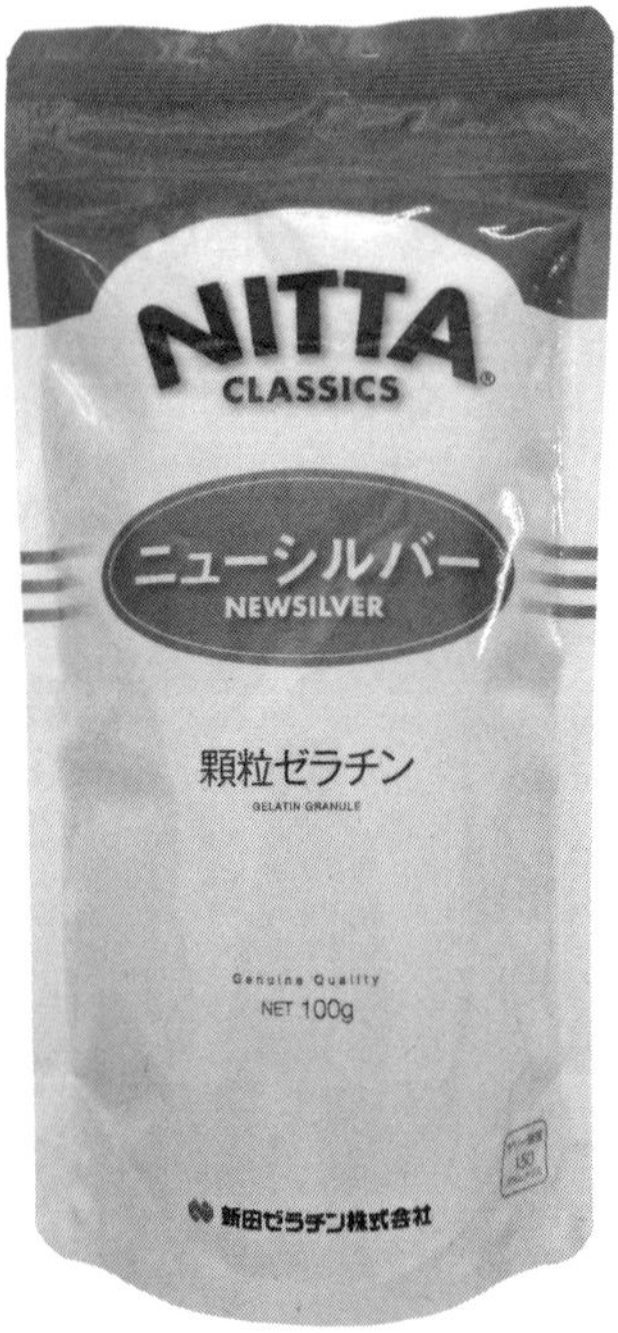

顆粒状で溶けやすく味やにおいが少ない

名称	ゼラチン
原材料名	ゼラチン（国内製造）
内容量	100g
保存方法	高温・多湿・直射日光を避け、常温で保存して下さい
販売者	新田ゼラチン（大阪市浪速区）

栄養成分表示（100gあたり）	
エネルギー	357kcal
たんぱく質	89g
脂質	0g
炭水化物	0g
食塩相当量	0.5〜1.6g

パッケージには、「独自製法により直接お湯に振り入れて溶かせます」とあります。顆粒状なので、お湯に溶けやすいようです。

また、次のようにも書かれています。

「味やにおいが少ないので、用途を選ばず幅広いメニューにお使いいただけます」

確かににおいはほとんど感じられません。その点では、様々な料理に使えるのかもしれません。

使用方法としては、「50～60度Cに温めたジュースやコーヒーに直接加えて、よくかき混ぜて溶かし、冷やして固めて下さい」とあります。

これは、フルーツゼリーやコーヒーゼリーの作り方です。このほか、溶けやすいということもあるので、お茶やお湯に直接入れたり、カフェオレ、みそ汁、温めた牛乳、あるいはコーヒーなどにも直接溶かし込んで、摂ることができるでしょう。

値段は、1袋（100g）が821円（税込み）でした。

［ハウス食品］
クッキングゼリー ゼラチンパウダー

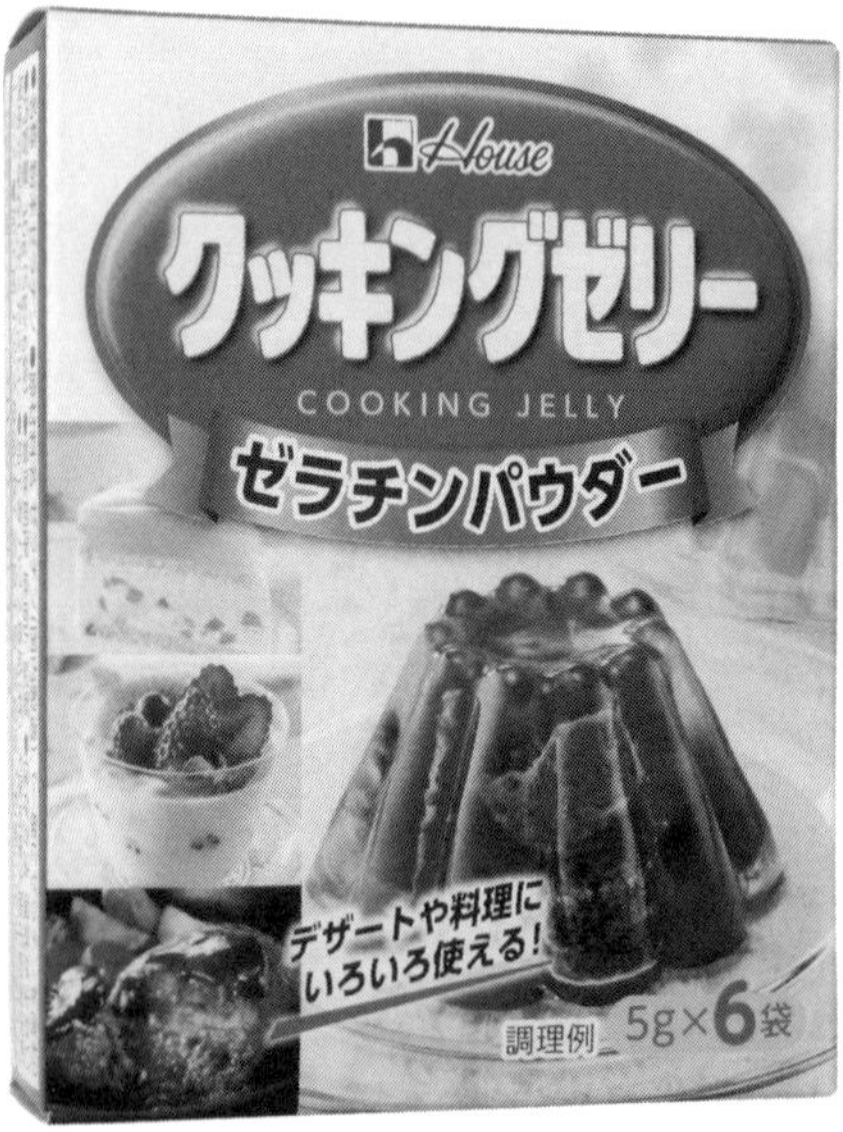

お湯に溶けやすい べたつきが気になる人は カフェオレで

名称	粉末ゼラチン
原材料名	ゼラチン（国内製造）
内容量	30g（5g×6袋）
保存方法	湿気が少ない場所で保存してください
加工者	ハウス食品（大阪府東大阪市）
加工所	ハウス食品・奈良工場 （奈良県大和郡山市）

栄養成分表示（1袋5gあたり）	
エネルギー	17kcal
たんぱく質	4.4g
脂質	0g
炭水化物	0g
食塩相当量	0.059g

ハウス食品のホームページには、この製品について、「本品は牛から抽出したタンパク質を原料としています」と書かれています。牛から得られたコラーゲンを少し分解してゼラチンにして、乾燥させて粉末状にしたものということです。

また次のようにも書かれています。「精製度が高く、直接湯に振り入れるだけで溶け、透明度の高いゼリーができる袋入りゼリーの素です」。

確かにお湯に入れるとよく溶けるので、そのまま飲むことでコラーゲンを摂ることができます。

ただし、これはどのゼラチン製品にもいえることなのですが、多少粘り気があるので、口の中が少しべたつきます。

その点、カフェオレやみそ汁などに入れると、そうしたべたつきはほとんど感じられませんので、気になる方はそうした摂り方をするとよいでしょう。

値段は、1箱（30g）が170円（税込み）でした。

Column

人工甘味料入りの栄養ドリンクに注意!

「元気を出したい」というときに、エナジードリンクや栄養ドリンクを飲むという人は少なくないでしょう。しかし、それらの多くは、人工甘味料のスクラロースやアセスルファムKが添加されているのです。また合成保存料の安息香酸Na（ナトリウム）も添加されています。

例えば、[モンスターエナジー]。いろいろなタイプが売られていますが、原材料名をよく見てください。「甘味料（アセスルファム、スクラロース)」、「保存料（安息香酸Na)」などの文字があるはずです。栄養ドリンクの［タフマンV］（ヤクルト本社）も、同様の添加物が使われています。また［リポビタンD］（大正製薬）は医薬部外品ですが、やはり安息香酸Naが使われています。

第1章で述べたように、人工甘味料入りの飲料を飲んでいると、アルツハイマー型認知症や脳卒中になるリスクが高まります。また安息香酸Naは毒性が強いうえに、ビタミンCなどと化学反応を起こして、人間に白血病を起こすことが明らかになっているベンゼンに変化します。

一方で、人工甘味料や保存料を含まない栄養ドリンクも売られています。その代表格が［オロナミンC］（大塚製薬）です。これは炭酸飲料です。炭酸には殺菌効果があるため、保存料は添加されていません。ビタミンCやビタミンB_6などの各種ビタミン、イソロイシンやフェニルアラニンなどの各種アミノ酸を含んでおり、栄養補給には十分役立ちます。飲むならこうした製品を選びましょう。

第4章

認知症の基本知識

認知症の典型的な症状とは

これまで第1章でアルツハイマー型認知症と人工甘味料との関係、第2章では脳血管性認知症がビタミンCで治ったという話、第3章ではゼラチンパウダーの効果などについて述べてきましたが、第4章では認知症について、基本的なことをまとめてみたいと思います。

まず認知症とは何か、ということなのですが、一言でいうと「極端な脳の機能低下」、あるいは「脳の機能不全」ということになるでしょう。

年齢を重ねれば誰でも脳の機能はしだいに低下していき、記憶力が悪くなったり、認識力や判断力、思考力が低下していったりします。これはどうしようもないことです。

たとえば、「物忘れ」。高齢になると、人の名前や物の名前、自宅の電話番号などがなかなか浮かんでこない、ということはよくあります。また綾小路きみまろさんの漫談のように、物を取りに行ったけれども途中で何を取りに行ったか忘れてしまった、ということも珍しくありません。しかし、これらはボケというわけではありません。単に加齢による記憶力の低下、すなわち「物忘れ」ということになります。

ところが、ボケてしまうと、ほんの数分前にしたこともすぐに忘れてしまいます。たとえば食事をしたことをすぐに忘れて、また食事をしようとします。あるいは自分の子供の名前や配偶者の名前、自分の生年月日や生まれた場所、さらには自分の名前さえ忘れてしまうケースがあります。

これは記憶をつかさどる脳の部分が機能不全に陥っていて、自分のしたことをほとんど記憶できない、あるいは記憶そのものが失われている状態になっているわけで、明らかに病的な状態といえます。

恐ろしい「失見当」

またボケ症状の典型的なものとして、「失見当」があります。今が、何年の何月何日なのか、自分がどこにいるのか、ということが分からなくなってしまうことです。こうなると、家から出ることは困難になります。外に出てしまうと、自分のいる場所が分からなくなって、家に帰る道順も分からなくなり、迷子になってしまいます。そうして、警察に保護されるというケースも珍しくありません。

さらに家の中にいても、トイレや台所、自分の部屋などが分からなくなり、家の中をうろうろすることになってしまいます。時間の見当もなくなりますので、朝から眠り始めて、夜になると逆に起き出して、家の中を動き回ったり、外に出てしまうということもあります。

それから「物忘れ」と重なる部分がありますが、目の前にいる人物がまったく認識できないということもあります。奥さんを母親だと言ったり、子どもを他人だと言ったりすることもあります。つまり、人物を見当できなくなってしまうのです。

また季節の認識ができなくなって、真冬なのに裸になってしまったり、夏なのにストーブを引っ張り出して、使い出すというケースもあります。親や配偶者などに「失見当」が見られたら、ボケ症状に陥っていると判断していいでしょう。

さらに「徘徊」もよく見られる症状です。一か所にじっとしていることができず、まるで何かものに憑《っ》かれたようにやたらと動き回るのです。また「失見当」の状態で外に出てしまうと、今自分がどこにいるのか分からないので、外をあちこち歩き回るということになります。

失禁・過食・拒食・夜間せん妄

「失禁」も認知症患者によく見られる症状です。小便や大便は、通常トイレでするものですが、そういった常識的なことを認識できなくなって、トイレ以外のところでしてしまうです。

初めは、寝ている間におしっこをしてしまったり、トレイに行こうとしたものの間に合わなくて、途中でしてしまうということから始まるケースが多いようです。あるいはトイレがどこにあるのか分からくなって、つまり「失見当」の状態になって、「失禁」してしまうというケースもあります。

そのためトイレの横や部屋の隅に小便や大便をしてしまうことがあります。さらに症状がひどくなると、場所も時間も関係なく、垂れ流すようになってしまいます。

こうなると、大人用のおむつをせざるを得なくなりますが、ボケ老人はたいてい大人用おむつをはかせられるのを嫌うので、その交換に一苦労するということになります。

「過食」と「拒食」

このほか厄介なボケ症状に、「過食」と「拒食」があります。なにしろ食事をしても、それをすぐに忘れてしまうので、また食べてしまいます。あるいは満腹中枢の機能が失われて、食べても満腹感が得られずに、すぐに食べてしまうようです。これが「過食」です。

逆に食べるという行為を忘れてしまって、自分では何も食べないようになってしまうことがあります。家族が心配して食べ物を口の中に入れても、嫌がって吐き出してしまいます。これが「拒食」です。

「拒食」になると、栄養失調の状態になりますから、しだいに衰弱していって、命を落とすことにもつながります。

さらに、典型的なボケ症状として、第2章で紹介した「夜間せん妄」がありま す。これも厄介な症状です。

家庭の場合、介護する家族は夜十分に寝られなくなってしまいますし、介護施設や病院の場合、医療スタッフの負担はもちろんのこと、同じ病室の人や、場合によっては近くの病室の人までが、その騒ぎで睡眠を妨げられることになります。これは大きな問題です。

精神疾患様の症状が現れることも

さらに認知症が進行すると、精神疾患様の症状が見られるケースがあります。

その一つが、「幻覚」です。「幻覚」とは、実際にはないことをあることのように感じてしまう、精神疾患の一症状で、統合失調症の患者によく見られるものです。

「幻覚」には種類がいくつかあって、一番多いのが「幻視」です。

「幻視」は実際には存在しないものが、存在するように見えてしまうことです。

たとえば、自宅の庭に羽を広げた美しい孔雀がいるとか、自分の家を売りに出すという広告が新聞に掲載されているとか、現実には起こっていないことが起こっているように見えてしまうというものです。こうした「幻視」の症状に至った場合、ボケ老人はたいてい騒ぎ立てますので、それが隣近所に知れわたったりすると、家族としてはとても困ったことになります。

このほかに「幻聴」があります。実際には聞こえないはずの音が聞こえるというものです。誰かが家の中に入ってくる足音がするとか、誰かが家の中を物色しているなどと言って、それを家族に知らせようとして騒ぎ立てます。猜疑心や恐怖心がそうした「幻聴」という形になると考えられます。しかし、家族はそんな音は聞こえないわけですから、精神的におかしくなっているとしか見えないわけです。

このほか「幻触」というものもあります。たとえば、虫が体を這《は》っているというもので、これも精神疾患の患者に見られる症状です。

「被害妄想」もよく見られる

さらに精神疾患患様の症状として、「妄想」があります。一言でいうと、病的な確信ということになります。誰でも軽い妄想を抱くことはありますが、ボケ老人の「妄想」はそれとは違います。常識的にあり得ないことを、「そうだ」と信じ込んでしまっていて、周囲の人間が「そんなことはあり得ない」といくら言ってもまったく耳を傾けようとせず、否定する人間に怒りを向けたりします。「妄想」も、家族にとってはとても厄介なものです。なにしろ何を言っても、信じようとしないのですから。

そして、**「妄想」の中でもよく見られるのは、「被害妄想」です。**つまり、自分が何らかの被害をこうむっていると、勝手に信じ込んでしまうわけです。たとえば自分の財布を家族の者に盗まれたとか、隣の住人が自分の悪口を言っているとか、夫の寝床に知らない女が入っているとか、あるいは誰かが自分を殺そうとしているとか、実際にはあり得ないことを信じてしまい、騒ぎ立てるわけです。

これも猜疑心がこうした妄想を引き起こしていると考えられます。しかし、家族からすればそんなことは絶対にあり得ないわけですから、その対応に苦慮するわけです。「幻覚」もそうですが、「被害妄想」もたいてい本人が騒ぎ立てるので、隣近所に迷惑をかけることになって、その点でも家族は大変な思いをすることになります。

増えている「レビー小体型認知症」

次に認知症のタイプについて見ていきましょう。認知症には、アルツハイマー型と脳血管性があることはすでに述べましたが、ほかにもいくつかタイプがあります。その一つが、「レビー小体型認知症」です。

これは、「レビー小体」という変性たんぱく質が脳内にたまっていき、このたんぱく質が神経細胞を壊してしまうため、結果として認知症の症状が現れるのです。レビー小体型認知症は増加していて、脳血管性認知症よりも多いと指摘する研究者もいます。

レビー小体型認知症の特徴は、高齢者に多く、とくに認知機能障害が現れやすいという点です。つまり、今が何時で、自分がどこにいるのかという状況の把握が困難になるのです。ですから、「失見当」に近い状態になるということです。

また会話をしていて、その内容の理解が困難になります。ただし、常に障害が起こっているというわけではなく、起こったり、それが回復したりということを繰り返します。

さらに前述した「幻視」が起こりやすいという点も特徴です。「家の中に知らない人がいる」といったように、実際には存在しないものが見えてしまうことがよくあります。たとえば、「畳の上を虫が這っている」、あるいは「知らない子供が隣に座っている」などといった「幻視」がしばしば見られます。この「幻視」を起こしやすいという点が、脳血管性やアルツハイマー型の認知症と区別する際のポイントとなります。

さらにレビー小体型認知症は、パーキンソン病と似たような症状が現れるという点も特徴的です。パーキンソン病は、世界的ボクサーのモハメドアリや俳優のマイケル・J・フォックスなどが発病した病気で、手足が震えて歩行が困難になったり、筋肉が固くなって動きがぎこちなくなったり、動作の開始に時間がかかるようになったり、体のバランスを崩しやすくなったりします。こうした運動障害のほか、自律神経障害や睡眠障害なども起こります。神経難病の一種で、患者数は人口10万人あたり100〜120人と、神経難病の中で最も多い病気です。

レビー小体型認知症のメカニズム

この原因は、神経伝達物質のドーパミンが分泌されなくなることです。神経細胞と神経細胞は直接つながっているわけではなく、その間の情報のやり取りを神経伝達物質が担っています。したがって、神経伝達物質が分泌されなくなれば、神経細胞間の情報伝達が困難になり、神経障害が現れるのです。

パーキンソン病の場合、ドーパミンを生成する神経細胞が少なくなって、神経伝達がスムーズにいかなくなってしまいます。そのため、前述のような運動障害が発生すると考えられています。

なぜ、ドーパミンを作る神経細胞が減ってしまうかについては、何らかの異常なたんぱく質が原因と考えられています。それが、ドーパミンを作る神経細胞に作用して、結果として減ってしまうと考えられています。レビー小体型認知症も、変性たんぱく質が神経細胞を壊してしまう結果発生するので、そのメカニズムは似ているといえます。

レビー小体型認知症は、認知機能の低下が主な症状であり、パーキンソン病は手足の震えや歩行困難など身体的症状が主になります。ただし、パーキンソン病の患者でも認知機能の低下が見られるケースがあり、両者を明確に見分けるのは困難とされています。

ちなみに、アルツハイマー型認知症も、アミロイドβというたんぱく質によって起こるので、大まかにいえば同じようなメカニズムで発生するといえます。

では、なぜそんな有害なたんぱく質ができるのか、という点が問題です。アミロイドβの蓄積については、第1章で述べたように、ボストン大学などの研究グループの調査から、人工甘味料などの化学合成物質が関係していることは考えられますが、まだはっきり分かっていません。レビー小体認知症の場合も、同様に化学合成物質が関与しているのかもしれませんが、はっきりは分かっていません。今後の研究成果を待つしかないといった状況です。

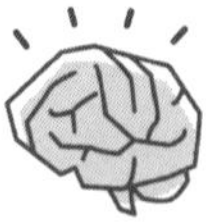

脳が委縮して起こる「前頭側頭型認知症」

アルツハイマー型認知症、脳血管性認知症、レビー小体型認知症は、三大認知症といわれていますが、もう一つ、代表的な認知症があります。それは、「前頭側頭型認知症」というものです。

脳は前頭葉、側頭葉などに分類されていますが、その前頭葉や側頭葉が委縮してしまうことによって発症するのが、「前頭側頭型認知症」です。発症年齢が50～60歳代と、ほかの認知症に比べて若いのが特徴です。

前頭葉と側頭葉は、人間の思考や感情をつかさどっている部分です。したがって、この認知症の場合、物忘れなどの認知症の一般的症状よりも、性格の変化や異常な行動といった症状が現れがちです。

また判断力が失われて罪悪感がなくなることから、万引きや痴漢といった、犯罪行為を犯すケースもあります。病状が進行すると、「常同行動」といって、何度でも同じ行動を繰り返すことが見られます。そして、さらに進行すると、精神状態が不安定となって、自分の部屋に閉じこもったり、食事を摂らなくなったりします。

前頭側頭型認知症のメカニズム

前頭側頭型認知症の場合、発症にはタウたんぱく質が関係しています。タウたんぱく質は、中枢神経細胞に多量に存在し、神経細胞と神経細胞とをつないでいる軸索《じくさく》の機能に必要なたんぱく質です。ところが、何らかの理由でタウたんぱく質が異常なものになって凝集することによって、前頭側頭型認知症が発症すると考えられています。

その異常の内容ですが、正常であれば可溶性であるのに、それが不溶性となり、それが集まることで巨大化するというものです。またリン酸化という現象も起こることが分かっています。

そして、異常なタウたんぱく質によって、軸索の機能がうまく働かなくなり、神経細胞が死んでしまうのです。その結果、前頭葉や側頭葉の機能が失われて、前述のような認知症の症状が現れると考えられています。

またタウたんぱく質に加えて、「ＴＤＰ－43」と呼ばれるたんぱく質も、前頭側頭型認知症の発症に関わっていることが分かってきています。しかし、まだ不明な点が多い状況です。

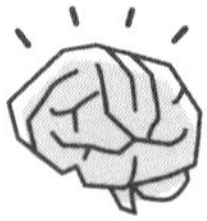

「若年性認知症」の特徴

認知症は通常65歳を過ぎた高齢者で発症しますが、40代や50代の人でも発症するケースがあります。これを若年性認知症といいます。

若年性認知症は、通常の認知症と症状は似ています。つまり、「物忘れ」「失見当」「判断力の低下」などが見られ、さらに「意欲の低下」「不安や被害妄想」などの症状が見られることもあります。

たとえば「物忘れ」では、朝食事をしたことをまったく忘れてしまったり、有給休暇を取っていたのを忘れて出社したり、といったケースがあげられます。つまり、ちょっとしたことを忘れてしまうといった程度ではなく、自分のしたことを完全に忘れてしまうということです。これは記憶をつかさどっている脳の部分に異常が起こっているからと考えられます。

日時や自分がどこにいるのか分からなくなる「失見当」についても同様なことがいえますし、判断力の極端な低下もやはり脳に何らかの障害が起こっていると考えられます。それにともなって、いわば二次的に発生するのが不安や被害妄想、あるいは幻視や幻聴などです。これらは一般の認知症とそれほど変わらないことになります。

若年性認知症は、血管性、アルツハイマー型、レビー小体型などがあり、この点も一般の認知症と変わりません。つまり、40代や50代の若いときに、脳の異常が現れて、様々なボケ症状が現れるということです。

進行が速い「若年性認知症」

若年性認知症は、進行が速いという特徴があります。その進行度合いは、40代で発症すると、高齢者の2倍くらいといわれています。初期の段階では、忘れっぽくなる、料理の味付けがおかしくなる、会話が成立しなくなる、などという症状が目立ちます。

それが過ぎて中期の段階になると、不安を感じたり、焦ったり、苛立ったりということが見られます。そして精神疾患様の症状が現れてきます。すなわち妄想やうつ状態です。また徘徊なども行なうようになります。

末期の段階になると、記憶障害がひどくなります。配偶者や自分の親や子供のことが認識できなくなります。こうなると、自分が誰なのかも認識できない状態となり、日常の生活はまったく困難になってしまいます。

私の家の近くに住んでいた知り合いの女性は、旦那さんが若年性認知症になってしまいました。そのため、会社を辞めざるを得なくなりました。数年前に一戸建ての自宅を購入していたので、おそらくそこでずっと暮らそうと思っていたのでしょうが、それが困難になったようで、九州にある実家に引っ越していきました。働き盛りの人が若年性認知症に陥ると、人生設計がまったく狂ってしまうようです。

若年性認知症は脳血管性が多い

若年性認知症は、一般の認知症よりも脳血管性のものが多く、研究者によっては4割が脳血管性という人もいます。ですから、それを防ぐためには、まず血液の流れをよくすることです。そのためには血管が丈夫でしなやかである必要があります。

したがって、まずビタミCとコラーゲンを積極的に摂取することが必要でしょう。第2章で述べたように1日にビタミンCを0・5gくらい摂取し、さらにゼラチンパウダーを1～2g摂取するようにしてください。そうずれば体内でコラーゲンが生成されるようになり、それが血管に供給されて、丈夫でしなやかな血管になることが期待されます。

こうすることで、高血圧や動脈硬化などを防ぐことができると考えられます。血管が弾力性を持つようになって、血液の圧力を吸収することができれば、血圧は下がります。高齢になるにつれて、高血圧の人が増えますが、血管が弾力性を失ってしまって硬くなるためです。したがってビタミンCとコラーゲンを摂取することで血管がその逆の状態になれば、血圧は下がるのです。

動脈硬化は、高血圧などによって血管に傷が付き、それを修復しようとして血小板やコレステロール、中性脂肪などが凝集することによって起こります。それらが凝集した塊りが大きくなれば血栓となって、血液の流れを止めてしまいます。それが心臓に酸素と栄養素を送っている冠状動脈で起これば、心筋梗塞の原因となります。心筋梗塞は死亡につながる怖い病気です。

また、血栓が脳内の血管でできれば、脳梗塞を起こすことになり、その周辺の神経細胞は酸素と栄養素が供給されずに死滅してしまいます。これも死亡につながる怖い病気ですが、血栓がそれほど大きくなく、詰まりがそれほどひどくなければ、酸素と栄養素はなんとか供給されて、周辺細胞は死なずにすみます。

しかし、その働きは悪くなりますから、その部分の脳の機能低下が起こります。それが40代や50代で起これば、記憶力や判断力などが低下してしまう、若年性認知症に陥ると考えられます。

ですから、そうならないために、繰り返しますが積極的にビタミンCとコラーゲンを摂取するように心がけることが必要なのです。
また若年性認知症は、血管性のほかにアルツハイマー型やレビー小体型のタイプもあります。これまで見てきたようにアルツハイマー型は、アミロイドβというたんぱく質が脳に集積することによって発症します。この現象は高齢者に多いわけですが、40代や50代の人でも起こり得るので、その場合は若年性認知症ということになります。

第1章で示したように人工甘味料を毎日飲んでいる人は、アルツハイマー型認知症になる確率が、そうでない人よりも3倍も高いことが分かっています。まだメカニズムは解明されていませんが、人工甘味料の何らかの影響でアミロイドβが増えてしまうのかもしれません。

第5章

食べ物で
認知症を防ぐ

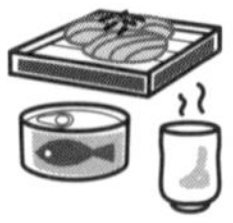

緑茶が認知機能の低下を防ぐ

第1章ではカレー、第2章と第3章ではビタミンCとゼラチンパウダーを積極的に摂ることによって、認知症を予防できることをお話ししてきましたが、このほかにも予防が期待できる食べ物がいくつかあります。その一つは、日本人に親しまれている緑茶です。緑茶が認知症を予防するというデータがいくつもあるので、それらをまず紹介しましょう。

データで裏付けられた緑茶の有効性

国立研究開発法人の国立長寿医療研究センターでは、1997年（平成9年）から「老化に関する長期縦断疫学研究（通称NILS-LSA〈ニルス・エルエスエー〉）を実施していますが、この研究の一環として、地域住民に緑茶やコーヒー、紅茶などの嗜好飲料を普段どの程度飲んでいるかを聞き取っています。そして、60歳以上の人、1305名に関する12年間のデータを利用して、緑茶やコーヒーの摂取頻度と認知機能の関連性を調べました。

その結果、緑茶の摂取が1日に1杯未満のグループに比べて、1日に2～3杯、あるいは4杯以上のグループは、認知機能が低下するリスクが、約30％低かったのです。つまり、**緑茶を1日に2杯以上を飲んでいる人は、ほとんど飲んでいない人に比べて、認知機能が下がりにくいという結果でした。**なお、コーヒーと認知機能との間に関連性は認められませんでした。

また、金沢大学の医薬保険研究域医学系の山田正仁教授らの研究グループでは、緑茶を飲む頻度と、その後の認知機能の低下との関連性を研究しました。その結果、緑茶をまったく飲まない群に比べて、緑茶を週に1～6回飲む群では、約5年後に認知機能が低下しているリスクが約2分の1に、緑茶を毎日1杯以上飲む群では約3分の1に減少していることが分かりました。詳細は次の通りです。

同研究グループでは、石川県七尾市中島町に住む60歳以上の490人を対象として認知症と軽度認知障害（認知機能が低下しているが、認知症とまではいえない中間的な状態）の発症率を調べました。平均追跡期間は4・9年。その結果、26人（5・3％）が認知症、64人（13・1％）が軽度認知障害を発症していました。緑茶を飲まない群を基準である「1」とした場合、週に1～6日緑茶を飲む群の認知機能低下（軽度認知障害あるいは認知症の発症）の比は0・47（0・25～0・86）、毎日1杯以上緑茶を飲む群の認知機能低下の比は0・32（0・16～0・64）でした。

一方、コーヒーや紅茶の摂取と認知機能低下との関係は見られませんでした。

これらの調査研究から、緑茶が認知症の発症を予防することは間違いないようです。

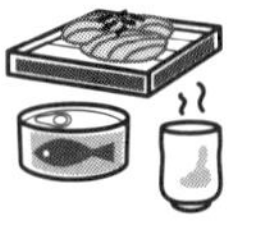

緑茶はアルツハイマー型認知症を予防する!?

緑茶には、ポリフェノールの一種のカテキンが含まれていますが、それが認知機能低下の抑制に関係しているようです。前述の調査研究を行なった国立長寿医療研究センターでは、次のように解説しています。

「緑茶にはお茶特有の苦み成分のもととなるカテキンなどのポリフェノールが豊富に含まれ、抗酸化作用や抗炎症作用、動物実験ではアミロイドβの蓄積を抑える作用などが報告されています。またお茶類は人との団らん時に飲むことも多く、本研究では検討できていませんが、社交性の高さが両者の関連性を説明している可能性があります。したがって、今回の研究結果は、食事や人との社交を通して、習慣的に緑茶を飲むことが、認知機能の維持に効果的であることを示しています」

（同研究センターのサイトより）

ここでとくに注目すべきは、「動物実験ではアミロイドβの蓄積を抑える作用などが報告されています」という点です。これは、アルツハイマー型認知症の発症を予防する可能性があるということです。

カレーと緑茶で認知症を予防

第1章で、カレーをよく食べているインドの人はアルツハイマー型認知症になる割合が少なく、それはターメリックに含まれるポリフェノールの一種のクルクミンの作用によると考えられると書きましたが、似たようなことが緑茶にもいえるということです。

ということは、**緑茶を毎日飲むようにして、さらにカレーを頻繁に食べるようにすれば、アルツハイマー型認知症をかなり予防できるということです。**「そんなうまいわけにはいかないだろう」と感じる人も多いとは思いますが、もともと日本人はよく緑茶を飲んでいますから、その習慣を続ければよいということです。
また、カレー好きな人も多いので、カレーを食べる回数をもう少し増やすようにすればよいわけです。どちらも難しいことではないので、とりあえず実行してみてはいかがでしょうか。

脳血管性認知症の予防も期待できる

さらに緑茶は、脳血管性認知症にも予防効果があると考えられます。なぜなら、血液中のコレステロールや中性脂肪を低下させて、動脈硬化を予防し、脳の血流をよくすることが期待できるからです。

国立研究開発法人の医薬基盤・健康・栄養研究所が公開していたデータベース『健康食品』の安全性・有効性情報」では、お茶について、「人に対しては血中のコレステロールおよびトリグリセリド（中性脂肪）の低下や血圧調節などに有効性が示唆されている」と結論付けていました。同研究所では、お茶に関する全世界の文献を収集・分析し、このような結論に至っており、信頼できると考えられます（なお、現在はこのデータベースは公開されていません）。

緑茶はコレステロールや中性脂肪を低下させる

茶葉には、お茶独特の成分が含まれています。それは、カテキン、タンニン、フラボノイド、カフェインなどで、これらが複合的に働いて、コレステロールや中性脂肪を低下させると考えられます。とくにカテキンの働きが大きいと考えられます。

前出の「『健康食品』の安全性・有効性情報」では、前の結論をさらっと述べていますが、この内容は極めて重要であると考えられます。なぜなら、コレステロールや中性脂肪、あるいは高血圧は、動脈硬化の原因とされているものだからです。**緑茶を飲むことで、コレステロールと中性脂肪を低下させて、また高血圧を改善することができれば、動脈硬化を防ぐことができます。**

そうすれば、致死性の高い脳梗塞や心筋梗塞・狭心症を予防することが可能であり、さらに脳血管性認知症も予防できるのです。

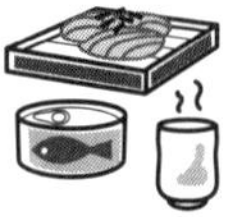

緑茶を毎日飲み続けたら、中性脂肪が減った！

実は私自身、緑茶の効果をかなり実感しています。というのも、1年間飲み続けて中性脂肪がかなり減ったからです。

恥ずかしながら、運動不足のせいか、以前から中性脂肪が少し高めで、毎年行なっている健康診断では、いつも基準値（50～１４９mg／dl）をオーバーしていました。２０１０年11月16日に受けた検診では、なんと２０２mg／dlもありました。

中性脂肪とは、動物や植物に最も普通に見られる脂質の一種で、「脂肪」といえば通常この中性脂肪のことです。中性脂肪は、私たち人間が活動するうえで重要なエネルギー源となります。私たちが食事によって脂肪や糖質を摂取すると、肝臓で中性脂肪が作られ、それは血液にのって全身に運ばれて、エネルギーに変換されるのです。

ただし、脂肪や糖質を摂りすぎると、中性脂肪が増えすぎて、それが体内に蓄積されて、肥満の原因となります。また、**中性脂肪自体は動脈硬化を起こすことはありませんが、コレステロールとともに動脈硬化の原因になるといわれています。**

そこで、私は近くのスーパーで有機栽培された緑茶を買ってきて、ほとんど毎日飲むようにしました。有機のものを選んだのは、お茶は洗うことができないため、農薬が残留していた場合、そのままお湯に溶け出す心配があるからです。

中性脂肪が1年で半分以下に！

それからというもの、意識して緑茶を1日に2～3杯飲むようにし、それをずっと続けました。そして、いよいよ年に1回の健康診断の日（2011年12月6日）がやってきて、検査を受けたところ、中性脂肪が85mg／dlに減っていたのです。これは紛れもない事実で、その数値が書かれた検査報告書は今も大事に手元に持っています。

この差が出た1年間、緑茶を飲むようにしたこと以外は、食事は以前とほとんど変わりませんし、運動も以前と同様にそれほど行なっていませんでした。したがって、**やはり緑茶の働き、とくにカテキンの働きによって、中性脂肪が減ったと考えられるのです。**

熱いお風呂に入れるように

それからもう一つ変化したことがありました。実をいうと、それまでは熱いお風呂に入ると、心臓の鼓動が激しくなってしまい、なかなか入ることができませんでした。そのため、観光地の温泉に行っても、お湯の中に十分に入ることができませんでした。おそらく血液の流れが悪かったため、心臓に負担がかかってしまい、そういう状態になっていたのだと思います。

ところが、**緑茶を意識して飲むようになって中性脂肪が減ってからは、熱いお風呂に入っても鼓動が激しくならず、また温泉にも普通に入れるようになったの**

です。

これはどう解釈すればよいのか難しいのですが、多分血行がよくなることによって心臓に対する負担が少なくなって、それで熱いお風呂や温泉に入っても、鼓動が激しくならなくなったのではないかと考えられます。そのメカニズムははっきりとは分かりませんが、とにかく実際にこうした変化が私の体で起きたのです。

現在、私は有機栽培された粉末緑茶を毎日飲んでいます。お湯に粉末緑茶をそのまま入れ、かき混ぜて飲んでいます。こうして飲むと、緑茶の成分をすべて摂取することができますし、カテキンも多く摂ることができるからです。

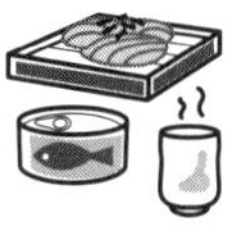

青魚が動脈硬化を防ぐ

サバやサンマ、イワシ、マグロなどの青魚は「体にいい」といわれています。とくに高齢者はこれらの魚を積極的に食べるべきだという研究者もいます。

みなさんもご存知だと思いますが、これらにはＥＰＡ（エイコサペンタエン酸）とＤＨＡ（ドコサヘキサエン酸）という不飽和脂肪酸が含まれていて、それらが血液の流れをよくして、動脈硬化などを防ぐからです。ということは、当然ながらボケ予防にも効果が期待できます。なお、ＥＰＡとＤＨＡはオメガ３の不飽和脂肪酸といわれています。

ＥＰＡが注目されたのは、20世紀後半のことです。グリーンランドに住んでいるイヌイットの人たちは、昔から動脈硬化になる人が少なく、心臓病になる人が少ないことが知られていました。１９７２年にデンマークの研究者が発表した調査では、急性心筋梗塞を発症した人の割合が、イヌイットの人は、デンマーク人の約13分の1でした。「この違いは何が関係しているのか？」ということで研究がなされ、浮かび上がってきたのがＥＰＡだったのです。

イヌイットの人たちは、青魚を多く食べていたのですが、それにはＥＰＡが多く含まれているのです。またアザラシの肉も食べていましたが、アザラシは青魚を食べていたので、ＥＰＡが多かったのです。ということで、**動脈硬化や心臓病が少ないのは、ＥＰＡが関係しているのだろうと判断されました。**

一方、ＤＨＡは魚全般に含まれていますが、やはり青魚に多く含まれています。とくに目の周辺の脂肪に多く含まれ、マグロの場合、目の周辺の脂肪の約30％がＤＨＡだといわれています。

ＤＨＡは、人間の体では脳に多く存在しています。神経細胞の形成や機能にＤＨＡが必要だからです。ＤＨＡは、ＥＰＡと同様に悪玉（ＬＤＬ）コレステロールを減らす働きがあります。そのため動脈硬化が起こりにくくなって、心筋梗塞や脳梗塞などが発生しにくくなるのです。

DHAは、体内で必須脂肪酸のα-リノレン酸から作られますが、さらにマグ

DHAとEPAを多く含む魚 (単位mg/100g)

	DHA	EPA
まさば(生)	970	690
まさば(水煮)	1400	930
まいわし(生)	870	780
まいわし(水煮)	910	700
さんま(皮なし刺身)	2800	1500
さんま(皮つき焼き)	1200	560
くろまぐろ(脂身生)	3200	1400
くろまぐろ(赤身生)	120	27
みなみまぐろ(脂身生)	2700	1300
みなみまぐろ(赤身生)	7	2
かつお(春獲り生)	88	24
かつお(秋獲り生)	970	400
ぶり(生)	1700	940
ぎんざけ(養殖生)	1200	740
まあじ(皮つき生)	570	300
まあじ(皮なし刺身)	480	260

『七訂食品成分表2016資料編』より抜粋して作成

ロやサバなどから摂るようにすることで、その効果を一層期待することができます。

脳血管性認知症の場合、脳の血管が詰まることが一因ですから、その意味でEPAやDHAを多く摂取することは、その予防につながると考えられます。

DHAが認知機能の低下を防ぐ

とくにDHAが、認知症を予防するうえで重要と考えられます。前出の国立長寿医療研究センターでは、「老化に関する長期縦断疫学研究（通称NILS-LSA〈ニルス・エルエスエー〉）の研究の一環として、地域に在住する60歳以上の人々のデータを用いて、血液中のDHAの濃度の高い人と低い人では、10年後の認知機能に差があるかどうかを調べました。

その結果、血液中のDHA濃度が最も低い人たち（59〜138μg／ml）に比べて、中程度（138〜175μg／ml）、あるいは高い人たち（175〜354μg／ml）は、10年後に認知機能が低下するリスクが、それぞれ0・11倍、0・17倍低下することが分かりました。**つまり、血液中のＤＨＡの濃度が高い人ほど、認知機能が低下しにくいことが分かったのです。**

前述のようにＤＨＡには、動脈硬化を予防する働きがあります。そのため血栓ができにくくなり、血液の流れのよい状態が保たれたため、こうした結果になったのではないかと考えられます。

またＤＨＡは、脳内の神経細胞の細胞膜に多く含まれており、血液中のＤＨＡの濃度が高まることによって、脳内のＤＨＡの量も増えて、脳の認知機能の低下を防いでいることも考えられます。ともあれ、血液中のＤＨＡの濃度が高いほど、認知機能の低下が抑えられることが分かったのです。

ですから、**高齢になって認知症を予防したいと思ったら、ＤＨＡを多く含む青魚、すなわち、サバ、イワシ、サンマ、マグロなどを積極的に食べていくことが必要なのです。**

マグロの脂身にはＤＨＡとＥＰＡが豊富に含まれています。ですから刺身のトロを食べると、それらを多く摂取することができます。

魚を焼いたり煮たりして食べるのもいいのですが、それが面倒だという人は、サバやイワシなどの缶詰を買ってきて食べるようにすればよいと思います。なにしろ缶を開けてお皿に盛れば、そのまま食べられますから。これらの缶詰にもＤＨＡとＥＰＡはしっかり含まれています。

なお、「缶詰は生臭くて嫌だ」という人もいると思いますが、タマネギを刻んでのせると、生臭さをかなり防ぐことできます。一度試してみてください。

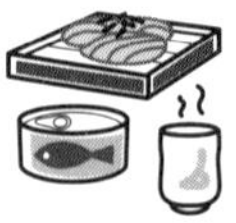

トランス脂肪酸という厄介者

ところで、ＥＰＡやＤＨＡとは逆の作用をする脂肪の一種があります。それはトランス脂肪酸です。トランス脂肪酸は悪玉コレステロールを増やして、逆に善玉コレステロールを減らしてしまい、その結果、動脈硬化が起こったり、心筋梗塞になるリスクが高まったりするのです。

トランス脂肪酸は、クッキーやケーキの製造の際に使われるショートニング、マーガリンなどに多く含まれています。というのも、それらの原料となる硬化油を製造する過程でトランス脂肪酸ができてしまうからです。

硬化油は、大豆油やなたね油、コーン油などの植物油を原料に作られます。これらの植物油は不飽和脂肪酸が多く、常温では液状です。ところが、これらに水素（Ｈ）を結合させると、「不飽和」な箇所（水素が結合できる余地の部分）が減っていきます。この処理を「水素添加」といいます。

　すると、不飽和脂肪酸が減っていって、飽和脂肪酸がしだいに増えていって固まっていくのです。こうして液状から固体状に変化したものが硬化油です。硬化油は、ショートニングとして使われます。また硬化油に植物油を混ぜて、さらに食塩や色素、水などを加えて適度な柔らかさにしたものがマーガリンです。

　ところが、この「水素添加」によって余計なものができてしまうのです。それがトランス脂肪酸です。

　植物油に含まれる不飽和脂肪酸は、化学構造の骨格となる炭素（C）に結合する水素（H）の付き方によって、「シス型」と「トランス型」があります。天然の植物に含まれるのは「シス型」ですが、水素添加によって、それが「トランス型」に変化してしまうのです。こうしてできたのが、トランス脂肪酸です。

海外では規制も

　トランス脂肪酸は、前述のように悪玉コレステロールを増やし、善玉コレステロールを減らして、心臓病になるリスクを高めることが分かっています。またがんや認知症になる可能性を高めるとの指摘もあります。

そのためデンマークでは２００３年６月から、すべての食品について、油脂中のトランス脂肪酸の含有率を２％までに制限しました。またアメリカでは、加工食品のトランス脂肪酸の含有量について、表示が義務付けられています。

なお、日本では、トランス脂肪酸の摂取量が欧米に比べて少ないという理由で、とくに規制はなされていません。ただし、企業側の努力によって、マーガリンなどに含まれるトランス脂肪酸の量は、以前に比べてかなり減っています。

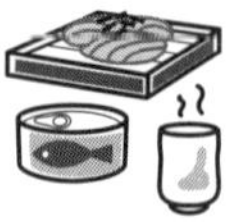

食塩の摂りすぎには注意しよう

高血圧は、動脈硬化の一因といわれています。つまり、高血圧になると、血管の内壁に高い圧力がかかることになり、それによって血管に傷ができやすくなり、そこにコレステロールや中性脂肪などがたまって、血管が狭くなったり、血栓ができたりするというのです。

脳内の血管が動脈硬化を起こせば、血液の流れが悪くなりますから、脳血管性認知症になるリスクが高まります。ですから、認知症を予防するためにも、高血圧にならないように心がける必要があるでしょう。

病院で健康診断を受けると、必ずといっていいほど血圧を測定されますが、国際的な高血圧の基準は、ＷＨＯ（世界保健機関）が決めています。それによると、収縮期血圧（上の血圧）が１４０㎜Hg以上または拡張期血圧（下の血圧）が90㎜

Hg以上が高血圧です。

ただし、日本の場合、日本高血圧学会が、収縮期血圧が130〜139㎜Hgまたは拡張期血圧が85〜89㎜Hgを、「正常高値血圧」としており、この数値は、「血圧が高めな人」ということで、注意すべき対象になっています。しかし、これは「低すぎる」として医師の間でも反論がなされています。また、降圧剤を売るための製薬業界の陰謀という説もあります。

高血圧の原因として、よく塩分(ナトリウム)があげられますが、塩分を摂りすぎると血圧が上がってしまうことは間違いありません。塩分は人間が生命を維持するためには不可欠なものです。それほど大切なものであるため、腎臓で尿中に排泄された塩分は、再吸収される仕組みになっています。

ところが、食塩の摂りすぎによって体内の塩分濃度が高くなりすぎると、再吸収が止まり、血圧を上げて尿の出をよくして、塩分を体外に排泄しようとします。その結果、血圧が上昇してしまうのです。ですから、食塩を摂りすぎると、どうしても血圧が上がってしまうのです。

年齢とともに血圧は高くなる傾向がある

また、高齢になるほど血圧が高くなる傾向にあります。なぜなら、歳を重ねるとともに血管が老化して弾力性を失ってしまい、心臓から送り出される血液の圧力をうまく吸収できなくなるからです。２００６年の国民健康・栄養調査によると、40〜74歳のうち男性は約６割、女性は約４割が高血圧とのことです。

ただし、**血管の新陳代謝が活発に行なわれて、血管が丈夫でしなやかな状態であれば、高血圧にはならないと考えられます。**血圧を吸収することができるからです。ですから、血管を構成する細胞やコラーゲンが生成されやすいようにすることが大切です。

そのためには、それらの原料となる栄養素を積極的に摂ることが必要でしょう。肉や魚、野菜などをバランスよく食べるようにして、さらにコラーゲンとビタミンCを摂るように心がけてください。高血圧になることを防いで動脈硬化を予防することによって、結果的に脳血管性認知症を予防することになるのです。

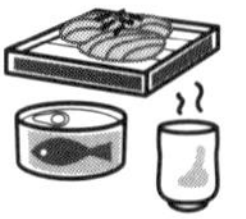

そばを食べて、毛細血管を丈夫に！

認知症を予防する食材として、もう一つあげたいのが日本そばです。というのも、毛細血管を丈夫にして、その血液の流れをよくする働きがあるからです。

そばはタデ科の植物で、酸性の痩せた土壌でも生育し、しかも種をまいてから50〜70日で収穫できるという特徴があります。それだけ生命力の強い植物といえます。

日本では古くからそばが栽培されていました。そば粉を団子状にしたソバ団子、あるいはそば粉をお湯で練って作るそばがきとして食されていました。現在のように、うどんのようなひも状にして食べるようになったのは江戸時代からで、この食べ方が一般的になってから民衆に広まっていきました。

意外と知られていないことですが、そばにはたんぱく質が豊富に含まれています。小麦粉（薄力粉）の場合、たんぱく質の割合は８・３％ですが、そば粉（全層粉）には12・０％含まれています。

また、ビタミンB1を豊富に含んでいます。そば粉（全層粉）には１００ｇあたり０・46㎎のビタミンB1が含まれています。成人が１日に必要とするビタミンB1は１㎎前後ですから、そば粉１００ｇでその半分近くを摂取することができます。ちなみに、小麦粉（薄力粉）には１００ｇあたり０・11㎎、白米には同０・08㎎しか含まれていません。ビタミンB1が欠乏すると、脚気を起こします。さらにしびれや筋肉痛、食欲減退などを起こします。ですから、それらを予防するという点でも、そばは優れた食品といえるのです。

さらに特徴的なのは、そばはルチンを多く含んでいる点です。ルチンは、ビタミン様物質であるビタミンＰの一種です。ビタミンＰは、ビタミンＣ欠乏による血管脆弱性や毛細血管透過性を防止することが分かっています。つまり、**ルチンには、毛細血管を強化する働きがあるということです。**

認知症の予防につながる

毛細血管がもろくなって破れれば、壊血病を起こすことになります。それが脳内で起これば、脳出血や認知症になる可能性があります。また毛細血管が弾力性を失ってしまうと、そこの血液の流れが悪くなります。それが脳内で起これば、神経細胞に酸素と栄養素が十分送られなくなり、やはり認知症になる可能性があります。したがって、毛細血管を丈夫に保つことは、認知症の予防にとっても重要なのです。**そのためには、コラーゲンとビタミンCの摂取とともに、そばを食べることが有効と考えられます。**

私はもう20年以上、だいたい一日置きぐらいにそばを食べていますが、一時期そばを作るのが面倒くさくなって、主に食パンを食べていたことがありました。すると、しばらくして、どうも体が重いような、だるいような変な感覚を覚えるようになりました。そして、なんとなく血行が悪いように感じられました。そこで再びそばを食べるようにしたところ、そうした不調は感じられなくなりました。

納豆と一緒に食べる

冬場は温かいそばを、夏場は冷たいそばを食べていますが、どちらの場合も常に納豆を一緒に食べるようにしています。ただし、たれもからしも使わずに納豆だけをはしで混ぜて、そばと一緒に食べています。味がないので、ちょっと美味しくない感じはしますが、たれを使うと食塩を摂ることになるので、避けているのです。

納豆についてはご存知の方も多いと思いますが、ナットウキナーゼという独特の酵素が含まれています。**ナットウキナーゼには、血管にできた血栓を溶かす作用があるといわれており、ナットウキナーゼを成分としたサプリメントも売られています。**

しかし、わざわざ高いお金を払ってサプリメントを買う必要はありません。納豆そのものを食べればよいのです。そう思って食べています。実際にどの程度血栓を溶かす効果があるのかは不明ですが（もしかするとまったくそんな効果はないのかもしれませんが)、大豆に含まれるたんぱく質を摂ることができますし、納豆菌によって腸内環境をよくするという期待も持って食べているわけです。

なお、当然のことですが、そばアレルギーの人は、そばは食べないようにしてください。そばは激しいアレルギー症状を起こすことがありますので。

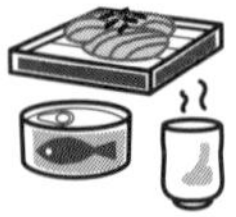

アルコールはボケの予防に効果があるか

「百薬の長」といわれているアルコール。飲みすぎると害になりますが、適度に飲むと健康維持効果が期待できます。アルコールには、主に次のような働きが認められています。

1 血液の循環を活発にする。
2 動脈硬化を予防する。
3 心筋梗塞や狭心症を予防する。
4 精神をリラックスさせる。

アルコールは心臓を刺激して、拍動が活発になるため、血液を送り出す力が強くなって、血液の循環がよくなるのです。また、血管を拡張するため、血行がよくなって動脈硬化を予防することになります。その結果、心筋梗塞や狭心症、さらには脳梗塞も予防することができると考えられます。脳梗塞の予防は、認知症の予防につながります。

自分なりの「適量」を見つける

では、肝心な「適度」とは、どのくらいでしょうか？　一般には、日本酒なら1合から2合（180〜360㎖）、ビールなら中ビン1本（500㎖）、焼酎なら100〜200㎖といわれています。しかし、おそらく「そんなの無理だよ」と感じる人が多いと思います。一度飲み始めると気分がよくなって、ついつい飲み続けてしまう人が多いからです。かくいう私もそうです。

ですから一般にいわれている「適度」を守るのは難しいとは思いますが、一応それらを目安として、ご自分なりの「適度」を見つけるのがよいと思います。あるいは多く飲んでしまった次の日は、アルコールを控える、あるいは2〜3日続けて飲んだら、1日飲むのを止めるなど、胃や肝臓を休めるようにすることが大切だと思います。

［三井農林］

有機粉末茶 いつでもカテキン

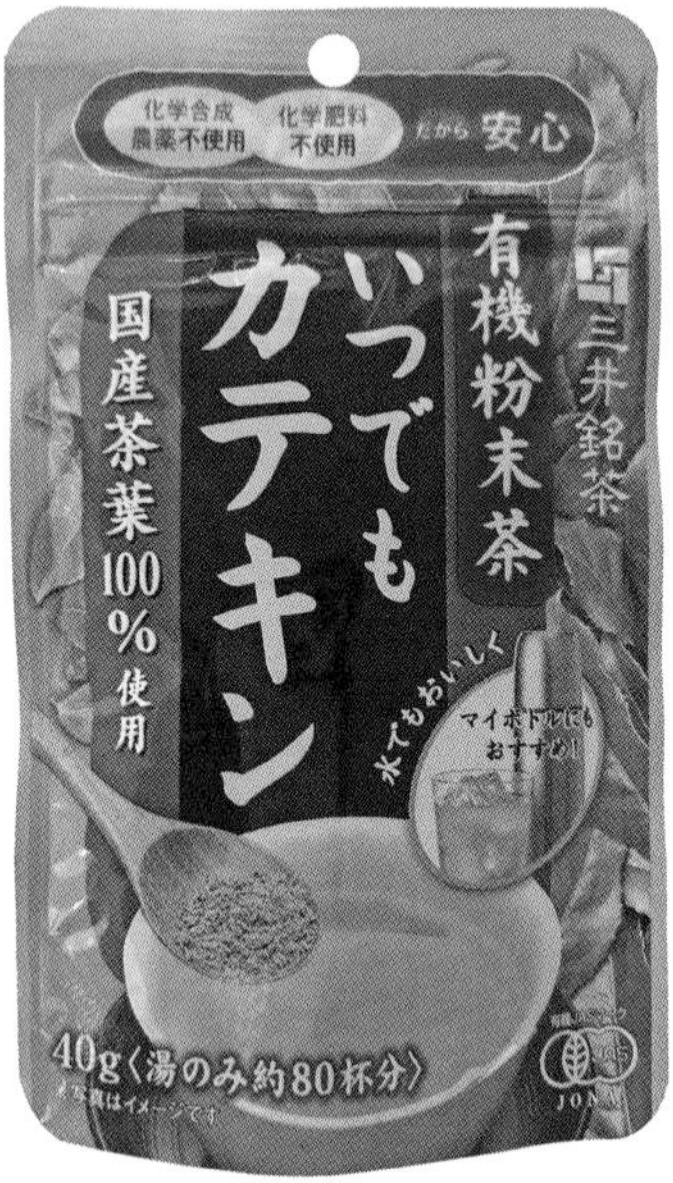

中性脂肪とコレステロールを下げる粉末茶でカテキンをまるごと摂ろう

名称	有機粉末茶
原材料名	有機緑茶（日本）
内容量	40g
保存方法	直射日光及び高温多湿を避けて保存
販売者	三井農林（東京都港区）

栄養成分表示（1杯分・0.5gあたり）	
エネルギー	2kcal
たんぱく質	0.13g
脂質	0.03g
炭水化物	0.3g
食塩相当量	0g
茶カテキン	68mg

有機栽培によって作られた緑茶を粉末状にしたものです。パッケージの裏面には、次のように書かれています。「茶葉をまるごと食べる粉末茶。だから有機栽培にこだわりました。化学合成農薬や化学肥料を3年以上使用していない茶畑で栽培され、茶畑から加工・包装されるまで全ての工程で農林水産省の登録認証機関から有機ＪＡＳ規格の認証を受けたお茶です」。

かなり自信のありそうな書き方です。有機農産物については、農水省に登録された認証機関が認めないと、「有機」という表示ができません。この製品は、その認証機関の認証を受けているということです。

「ティースプーン1／2杯（約０・５ｇ）を湯飲みに入れ、お湯（約１００ml）を注いでよくかき混ぜればでき上がりです」と、湯飲みに粉末茶を直接入れて飲むことを勧めています。この飲み方だと、40ｇで約80枚分飲めることになります。急須を使う手間がいらず、緑茶に含まれるカテキンをすべて摂取できることになります。ちなみに、茶カテキンは1袋（40ｇ）あたり５４００㎎（５・４ｇ）含まれているとのこと。値段は1袋が４７３円（税込み）でした。

［伊藤園］

伊藤園 有機粉末茶 まるごと茶カテキン

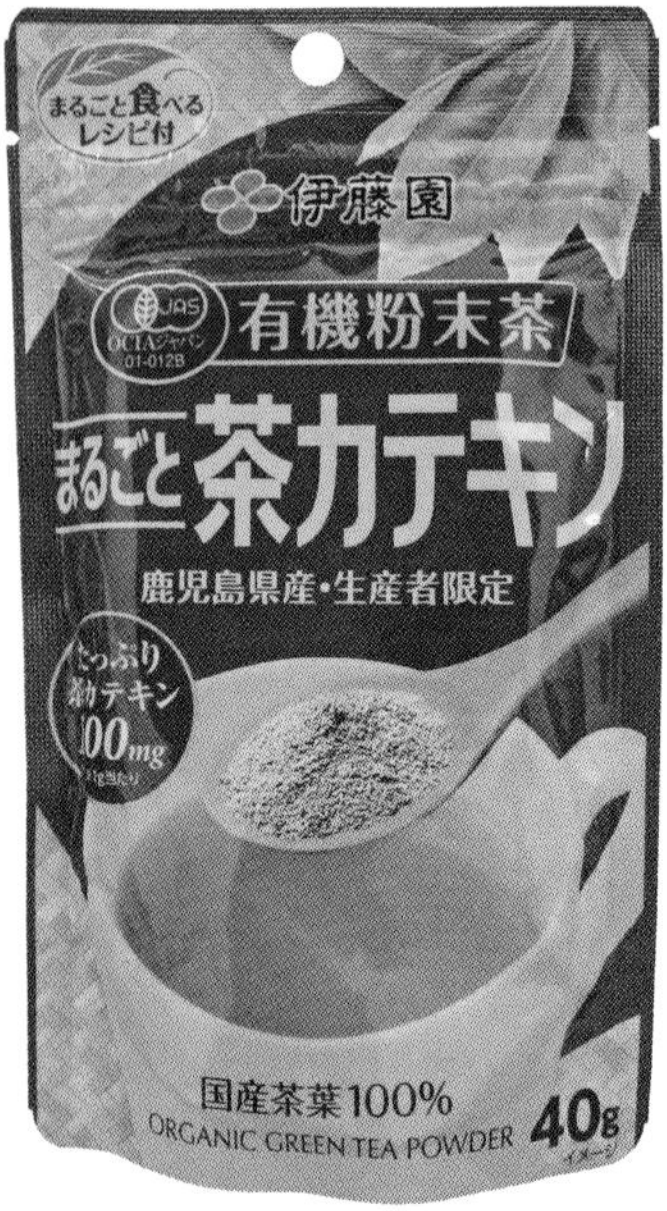

老舗メーカーの有機栽培粉末緑茶 鹿児島県産の茶葉を使用

名称	有機粉末緑茶
原材料名	有機緑茶（鹿児島）
内容量	40g
保存方法	高温多湿の場所を避けて保存してください
加工者	伊藤園（東京都渋谷区）
加工所	静岡県牧之原市

栄養成分表示（1杯・1gあたり）

エネルギー	3kcal
たんぱく質	0.2g
脂質	0.04g
炭水化物	0.4g
食塩相当量	0.0001g
茶カテキン	100mg

［お〜い　お茶］で知られる伊藤園が販売している有機の粉末緑茶です。パッケージには、「鹿児島県産・生産者限定」と表示されています。そして、裏面には、次のように書かれています。

「農林水産省の登録認証機関より、茶畑から仕上げ加工・包装まで認定を受けたお茶です。3年以上の間、有機JAS規格で認められていない農薬や化学合成肥料を使用していない茶畑で育まれました」。

三井農林の［有機粉末茶　いつでもカテキン］と、同じような内容になっています。

「おいしい飲み方（標準）」として、「ティースプーン2／3杯（約1g）をカップに入れ、お湯または水（200ml）を注ぎ、よくかき混ぜてお飲みください」とあります。この飲み方が、茶カテキンを摂取するにはよいようです。

ちなみに、茶カテキンは、1gあたり100mg（0・1g）含まれているとのこと。値段は、1袋（40g）が559円（税込み）でした。

[イオン]

トップバリュグリーンアイ オーガニック 鹿児島県産粉末茶

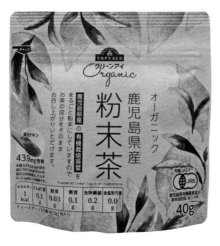

イオンで手軽に買える鹿児島県産の有機栽培茶を使用

名称	有機粉末茶
原材料名	有機緑茶（鹿児島県）
内容量	40g
保存方法	直射日光・高温多湿を避け、移り香にご注意ください
販売者	イオン（千葉県千葉市）
製造所	鹿児島製茶（鹿児島県鹿児島市）

栄養成分表示（ティースプーン1/3杯・0.5gあたり）	
エネルギー	1kcal
たんぱく質	0.1g
脂質	0.03g
炭水化物	0.3g
食塩相当量	0.0g
茶カテキン	43.9mg

イオンが販売している有機粉末茶で、鹿児島県で有機栽培された茶葉を使用しています。一般に有機の野菜や穀物は次の条件を満たさなければなりません。

「①堆肥などによる土づくりを行ない、種まきや植え付けをする以前の2年以上(多年草作物の場合は3年以上)、さらに栽培期間中に原則として化学肥料と農薬を使用しない。②遺伝子組み換え作物の種子や苗は使用しない」。

ちなみに、お茶は多年生作物です。栽培者はこれらを守り、そのことが農林水産省に登録された認証機関によって認証されてはじめて、製品に有機JASマークを表示できて、「有機」や「オーガニック」という言葉を表示できるのです。この製品は、認証団体である鹿児島県有機農業協会によって認証されています。

パッケージに「茶カテキン43・9mg含有」と表示されています。この値は、1gの粉末茶に70度Cのお湯180mlを加え、20秒間浸出したものの、0・5gあたりの量だといいます。0・5gというのは、1回分のお茶に使う粉末茶の量で、ティースプーン1／3杯分にあたります。値段は、1袋(40g入り)が537円(税込み)でした。

［マルハニチロ］

月花 さば水煮

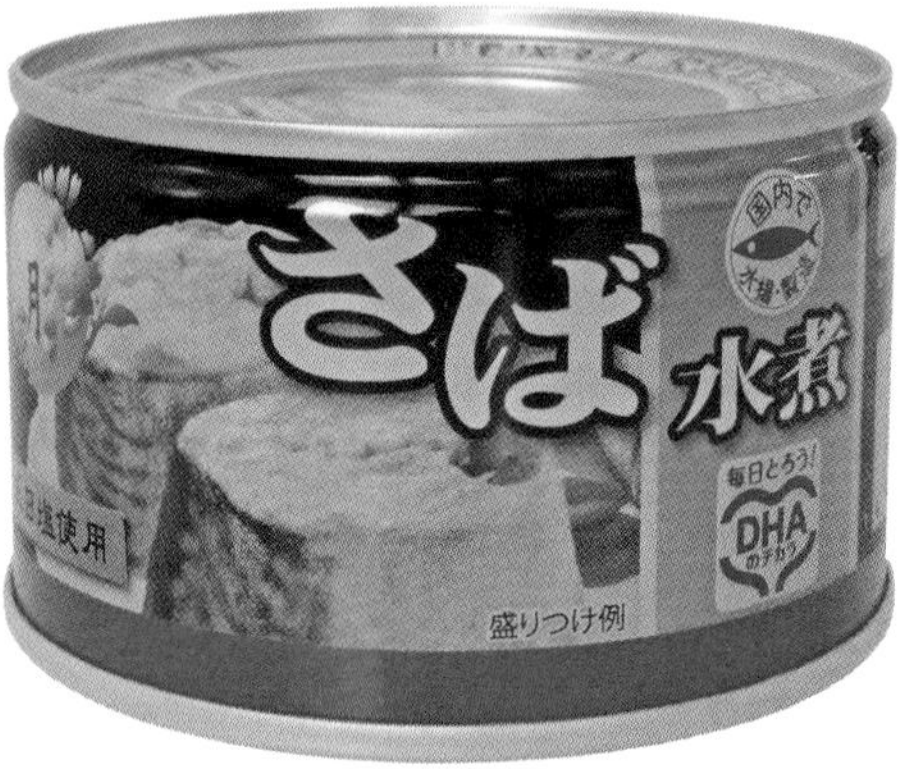

「健康にいい」 ということで人気のサバ缶 DHAやEPAを摂るなら、 この製品!

名称	さば水煮
原材料名	さば（国産）、食塩
内容量	200g
販売者	マルハニチロ（東京都江東区）
製造所	マルハニチロ北日本　青森工場 （青森県青森市）

栄養成分表示（1缶・200gあたり）	
エネルギー	360kcal
たんぱく質	32.6g
脂質	25.6g
炭水化物	0.0g
食塩相当量	1.4g
DHA	2660mg
EPA	2300mg

ＤＨＡやＥＰＡを多く含んでいて、「健康にいい」ということで人気が高まっているサバ缶の中でも代表的な製品です。販売者は大手食品企業のマルハニチロ。スーパーなどで売られているサバ缶は、調味料（アミノ酸等）や加工でん粉などの添加物が使われているものが多いのですが、この製品にはそれらは使われておらず、原材料はサバ（国産）と食塩のみです。

そのため、雑味がなく、サバ本来の味がします。水煮の場合、においが強いという難点がありますが、タマネギを刻んで上にのせるとかなり消えます。「においが嫌だ」という人は試してみてください。また味付けに食塩しか使っていませんので、ほかの料理にも利用できます。１缶（２００ｇ）あたり、ＤＨＡが２６６０㎎（２・66ｇ）、ＥＰＡが２３００㎎（２・３ｇ）含まれています。ほかのさば缶よりもかなり多い量で、それだけＤＨＡやＥＰＡの効果を期待できます。

サバを焼いて食べるとなると手間がかかりますが、サバ缶なら手間をかけずに気軽に食べられるでしょう。１缶（２００ｇ）が３９７円（税込み）でした。

［いなば食品］

ひと口　さばみそ煮

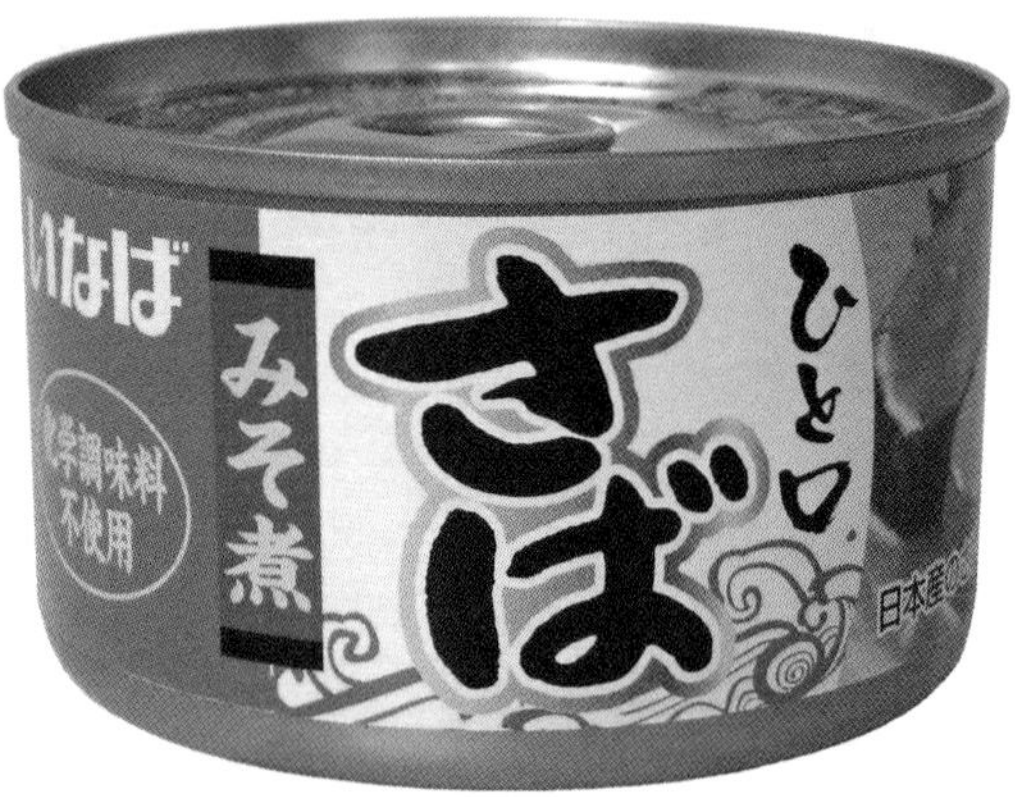

ごはんによく合う
サバのみそ煮缶
頻繁に食べるならこの製品

名称	さばみそ煮
原材料名	さば、みそ、砂糖、魚醤、しょうが、（一部に大豆・さば・魚介類を含む）
内容量	115g
固形量	65g
原産国名	タイ
輸入者	いなば食品（静岡県静岡市）

栄養成分表示（100gあたり〈液汁を含む〉）	
エネルギー	196kcal
たんぱく質	13.4g
脂質	10.6g
炭水化物	11.7g
食塩相当量	1.9g
DHA	900mg
EPA	650mg

「サバ缶は、やっぱりみそだよ」という人も多いと思います。家庭でサバを煮る場合も、みそがよく使われます。においを消すことができるからです。

サバのみそ缶も様々な製品がありますが、この製品の特徴は、原材料に添加物が使われていないことです。一般にサバのみそ缶には、調味料（アミノ酸等）、加工でんぷん粉、増粘多糖類などが使われていますが、この製品にはそうした添加物が使われていません。なお、「魚醤」とは、魚介類と食塩を原料として、それを発酵させた液体状のもので、日本では、秋田の「しょっつる」が有名です。

この製品には、100gあたり、DHAが900㎎、EPAが650㎎含まれています。内容量が115gなので、1缶あたりのDHAとEPAは、それより少し多いくらいです。みそ煮の場合、ごはんによく合うので、そのまま頻繁に食べることができるでしょう。「においが少し気になる」という方は、タマネギを刻んでのせてもいいかもしれません。

なお、生産国はタイですが、日本の食品衛生法を遵守するように作られています。1缶（115g）が、159円（税込み）でした。

［マルハニチロ］

いわし煮付

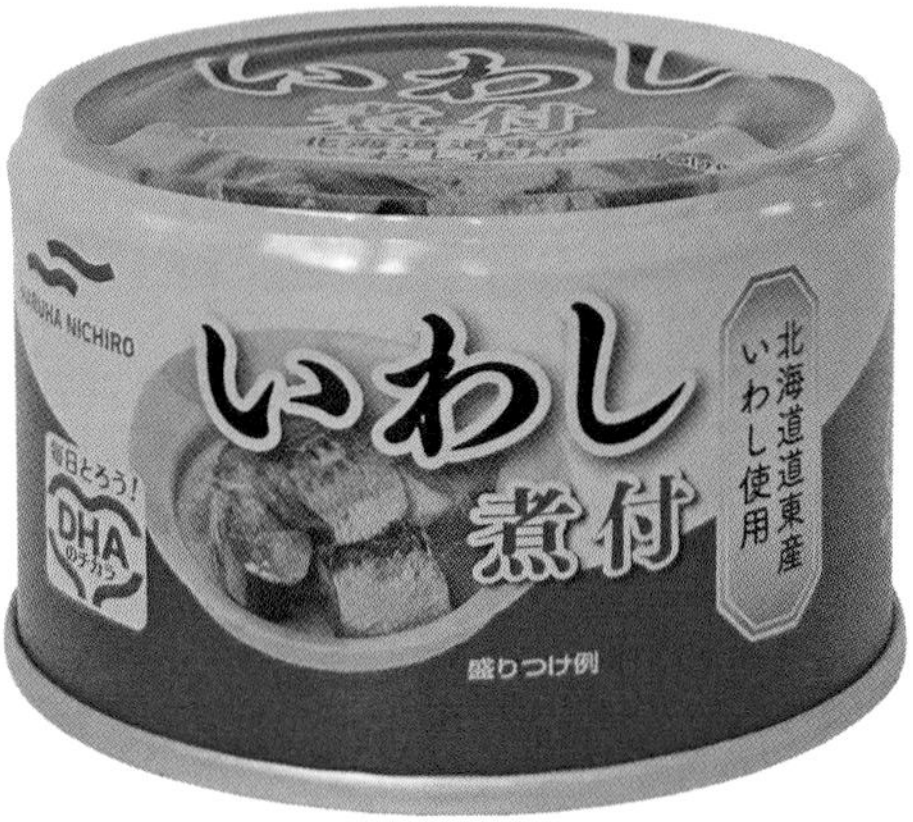

イワシだって、負けていない EPAはこちらのほうが多い

名称	いわし煮付
原材料名	いわし（国産）、糖類（砂糖、糖みつ）、しょうゆ、しょうが汁、食塩、（一部に小麦・大豆を含む）
内容総量	150g
固形量	100g
販売者	マルハニチロ（東京都江東区）
製造所	マルハニチロ北日本　釧路工場（北海道釧路市）

栄養成分表示（1缶・150gあたり）	
エネルギー	377kcal
たんぱく質	18.0g
脂質	29.1g
炭水化物	10.5g
食塩相当量	1.9g
DHA	1935mg
EPA	2793mg

「DHAやEPAを摂るならサバ缶だよ」という人も多いと思いますが、いえいえ、イワシ缶も負けてはいません。この製品1缶には、DHAが1935㎎（1・935g）、EPAが2793㎎（2・793g）含まれています。

前出の「月花　さば水煮」と遜色ない数値であり、EPAはむしろこちらのほうが多くなっています。

しかも、添加物が使われていないため、雑味のない、イワシ本来の味がします。缶には、「北海道道東産いわし使用」と表示されています。製造所が「マルハニチロ北日本　釧路工場（北海道釧路市）」となっているので、釧路市の近くで獲れたイワシをそのまま缶詰にしているようです。

DHAやEPAを摂りたいけれど、「サバは、苦手」という人は、一度食べてみてはいかかでしょうか？

1缶（150g）が138円（税込み）と、サバ缶より低価格でした。

［セブン&アイ・ホールディングス］

セブンプレミアム 2種のそば粉をブレンドしたそば

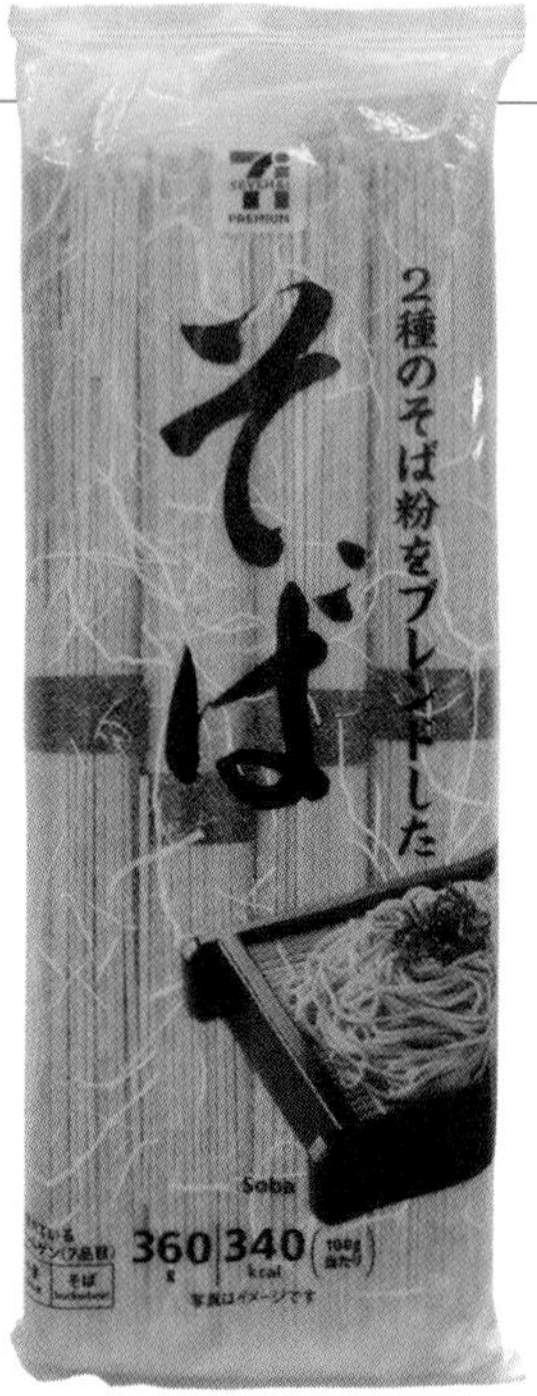

セブン-イレブンで手軽に買えるのどごしのよいそば

名称	干しそば
原材料名	小麦粉（国内製造）、そば粉、食塩、小麦たん白、（一部に小麦・そばを含む）
内容量	360g
保存方法	直射日光・高温多湿をさけて、保存してください
製造者	藤原製麺（北海道旭川市）

栄養成分表示（100gあたり）

エネルギー	340kcal
たんぱく質	14.9g
脂質	2.2g
炭水化物	67.0g
食塩相当量	2.79g

のどごしのよい、食べやすいそばです。原材料に小麦たん白が使われているためと考えられます。なお、小麦たん白は、小麦から得られたたんぱく質であり、安全性に問題はありません。

このそばは、冷たいそばでも、温かいそばでも、どちらもおいしく食べられます。なお、食塩が含まれていますが、お湯で煮ている際に大半は溶け出すと考えられます。値段は、1袋（4束360g入り）が235円（税込み）でした。

ほかにも、［セブンプレミアム　手もみ式製法そば］があります。［セブンプレミアム　二種のそば粉をブレンドしたそば］との違いは、原材料が「小麦粉（国内製造）、そば粉、食塩」と、小麦たん白が使われていないことです。したがって、こちらのほうが本来のそばに近いといえるかもしれません。ちなみに、製造者は、池田食品工業（福島県福島市）です。

ただし、イトーヨーカドーで売っていますが、セブン‐イレブンにはないので、入手しにくい面があります。値段は、1袋（5束450g入り）が257円（税込み）なので、こちらのほうが割安です。

［桝田屋食品］
大ざるそば

1束が120gというボリューム
食べごたえのあるそば

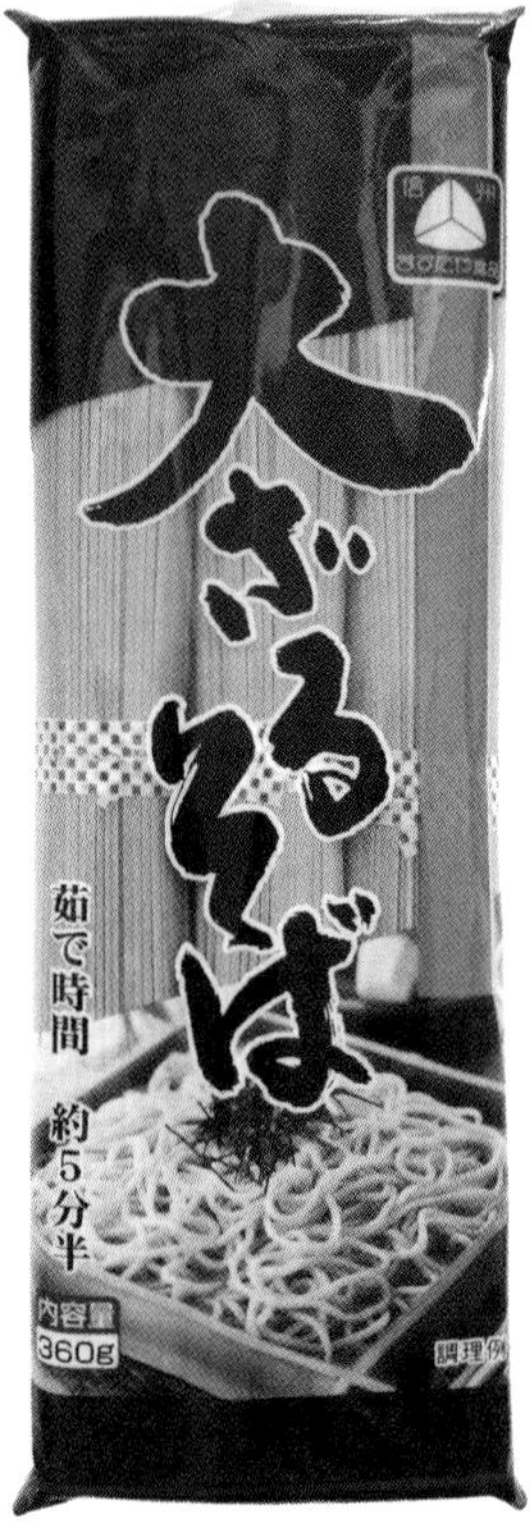

栄養成分表示（1食分・120gあたり）	
エネルギー	417kcal
たんぱく質	17.3g
脂質	2.9g
炭水化物	80.3g
食塩相当量（ゆで後の食塩相当量0.2g）	2.5g

名称	干しそば
原材料名	小麦粉（国内製造）、そば粉、食塩
内容量	360g（120g×3束）
保存方法	直射日光をさけ湿度の低い所で常温で保存して下さい
製造者	桝田屋食品（長野県飯山市）

そばの本場である長野県の食品会社で製造されている製品です。その特徴は、［大ざるそば］という名称の通り、1束が120gという量の多さです。そのため1束で、十分1食分になります。

今や物価高の影響もあってか、通常1束90gで、製品によっては80gといううけちくさいものもあります。ですから、とうていそれだけでは足りず、私の場合そうめんを加えてゆでています。

ちなみに、そうめんを加えると、全体的にのどごしがなめらかな感じになって、これはこれで悪くありません。

この製品の原材料は、「小麦粉（国内製造）、そば粉、食塩」で、小麦たん白は使用されていません。そのため、なめらかさはそれほどありませんが、そば本来の食感と味わいがあります。

パッケージには「茹で時間　約5分半」とあるだけです。余計なことは書かれておらず、正直な印象を受けます。

値段は、1袋（3束360g入り）が213円（税込み）でした。

Column

認知症に関する初めての法律が成立

2023年6月14日、認知症に関する初めての法律「共生社会の実現を推進するための認知症基本法」が、参議院本会議で可決成立しました。今後は法のもとで認知症対策を進めていくことになります。

この法律の目的は、認知症の人が尊厳を維持しつつ、希望を持って暮らすことができるように対策を総合的に推進するというもの。将来、認知症患者がさらに増加し、社会的な負担も増大することが予想されるため、国民全体でそれを支えていくというのが狙いです。

主な基本理念としては、「すべての認知症の人が自らの意志で日常生活や社会生活を営めるようにする」「社会のあらゆる分野の活動に参加する機会を確保する」「認知症の人と家族が地域で安心して日常生活を営めるようにする」などです。そして具体策としては、「バリアフリー化の推進」「意欲や能力に応じた雇用の継続、就職に資する施策」「認知症の早期発見、早期診断、早期対応の推進」などがあげられています。

これらを踏まえて、日本政府には認知症対策に関する計画を策定し、実施するよう義務付けました。また地方自治体にも、政府と役割を分担しつつ、地域に応じた計画の策定と実施を義務付けました。

しかし、認知症になってしまうと、日常生活を送ることはほぼ困難になってしまい、とうてい社会生活を営むことは不可能です。また家族の負担はひじょうに大きくなります。

したがって、まず何より一人一人がボケないように心がけることが大切です。そして、その予防は十分可能と考えられます。

第6章

食べ物以外の認知症予防法

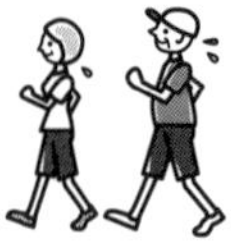

「第2の心臓」である足を動かそう

血液は心臓によって全身に送られますが、人間の体には、実は「第2の心臓」といわれるところがあります。それは膝から下のふくらはぎの部分です。

心臓から押し出された血液は、心臓から上の部分には動脈血として流れていき、脳に流れ込んだ後は、今度は静脈血として心臓に戻ってきます。一方、心臓から下の部分には動脈血として流れていき、腹部を通って大腿部を流れ、膝の下の部分を流れ、そして足のつま先まで到達します。

そして、それから逆の経路をたどって心臓に戻ってくるのですが、この場合、重力が働くことになり、しかも、心臓から足までは離れていますから、血液を上に押し戻すのは心臓にとっては大変な負担になります。

そこで、「第2の心臓」が心臓を助けることになるのです。つまり、歩行すると、ふくらはぎの筋肉が収縮することになって、それが血管に作用し、下にたまっている血液を上に押し上げることになるのです。「歩くことは体にいい」とよくいわれますが、それは足などの筋肉を鍛えるばかりでなく、全身の血液循環をよくするからでもあるのです。

さらに歩くことによって、脳の働きが活性化されることが期待されます。人間は当たり前のように歩いていますが、二足で歩くということは大変なことで、歩いているときには脳が活発に機能しているのです。

ちなみに会話も高次の脳機能が必要です。会話をしている際にも、脳が活発に活動していることになります。「よくしゃべる人はボケない」という話をよく聞きますが、日頃から会話をすることで脳が活発に機能しているので、それだけ脳の機能が維持されるということなのでしょう。

健康を維持するためにジョギングをしている人も多いですが、私は認知症の予防のためにはジョギングよりもウォーキングをお勧めします。ウォーキングなら、いろいろと思案することができ、脳の活性化につながると考えられるからです。

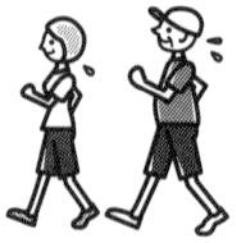

食事は毎日自分で作ろう

脳の健康を保つためには、食事の仕方も大事です。当然のことながら、人間は生きていくために食事をしなければなりません。しかし、高齢になって足腰の筋肉が弱って立ち上がったり、歩いたりという動作が大変になってくると、自分で料理を作るのが億劫になってきます。そこで、定期的に料理を運んでくれる業者に頼もうか、という人もいるでしょう。新聞には毎日のようにそうした料理の広告が載っています。

しかし、それはできるだけ先にしたほうがよいでしょう。そうした業者と契約し、料理を定期的に運んでもらえば、いちいち料理を作らなくてすむので楽ですが、それはある意味、「生きる」基本である「食」を放棄するということでもあるのです。

料理をすると脳が活発に働く

毎日自分で料理を作るのはなかなか大変なことで、とくに高齢になるといっそう大変になりますが、それは脳の活動にとっては必要なことなのです。メニューを考えたり、そのメニューを作るための食材を考えたり、その食材を近くのスーパーやコンビニなどに買いに行ったり（これだけでも運動になります）、そして買ってきた材料で料理を作る、こうした一連の行為によって脳は活発に機能することになりますし、また買い物に行くことで体の血行もよくなります。

それをやめてしまって、定期的に届けられる料理をただ食べるということになると、脳は使われなくなり、動くことも減ってしまいます。それが続けば、しだいに脳の機能は低下し、足腰も弱ってくるでしょう。

本当に高齢になって、自力での買い物や料理が困難になるまでは、できるだけ努力を続けたほうがよいでしょう。

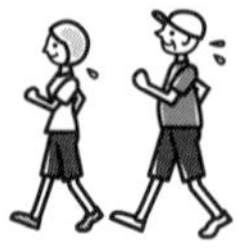

できるだけ仕事は続けよう

高齢になると、生き方のタイプが大きく二つに分かれるようです。一つは、仕事をずっと続ける、もう一つは釣りや社交ダンス、読書など趣味を楽しんで暮らす。生活するのに十分な年金を受け取っていれば、無理に働く必要はなく、毎日趣味を楽しむという生活に自然となるのでしょう。しかし、**趣味というのは、苦労はないのですが、やはり刺激が少なく、脳が鈍化する可能性があります。**

ある知人は仕事を55歳で辞め、それからは自分の好きなこと、すなわち読書、社交ダンス、山歩きなどをして暮らすようになりました。いわゆる趣味の生活を楽しんでいたのですが、63歳のときになんと脳梗塞になってしまいました。すぐに病院で治療を受けましたが、右腕が上がらなくなるという後遺症が残り、社交ダンスができなくなってしまったとのことでした。

傍から見ると、仕事をせずに毎日自分の好きなことをして、それで生活ができるのですから、「こんないいことはない」と思う人も多いかもしれません。しかし、やはり趣味というのは利害が絡みませんから緊張感がないし、おそらくストレスもほとんどないでしょう。ストレスは強すぎると体調を崩す原因となりますが、適度なストレスは必要だと私は考えています。

仕事をしていてある程度のストレスを感じるということは、スポーツ選手が試合をするときと似ているのではないかと思います。つまり「負けずに頑張ろう」と思うわけで、ある種の臨戦態勢に入るわけです。そして、スポーツ選手と同じようなことが体内で起これば、心拍数や血圧が上昇して、血液の流れが勢いよくなります。そのため血栓ができにくくなったり、脳の機能も活性化されたりもするでしょう。そういうことが日々繰り返されることで、認知症になりにくくなることもあると考えられます。

また、仕事をするということは他人や社会と関わるということであり、それが脳を活性化すると考えられます。

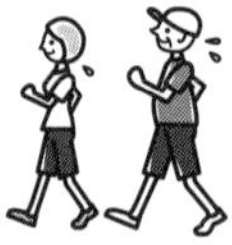

血行をよくする漢方薬で、認知症を防ぐ

漢方薬の中には、認知症を予防したり、症状を改善させたりする可能性のあるものがあります。その一つが、「桂枝茯苓丸《けいしぶくりょうがん》」です。

脳血管性認知症場合、脳の血行が悪くなって起こるわけですから、血行をよくしてやれば症状を改善することができます。「桂枝茯苓丸」には、血行をよくする効果があり、認知症にも効果があるとされています。

「桂枝茯苓丸」は、桂皮《けいひ》、茯苓《ぶくりょう》、牡丹皮《ぼたんぴ》、桃仁《とうにん》、芍薬《しゃくやく》、蜂蜜を原料としたもので、更年期障害や生理不順などの婦人病によく使われているものです。このほか、肩こりや頭重など男女に関係ない症状にも効果があります。血行をよくして、それらの症状を改善するというものであり、脳血管性認知症にも効果があると考えられています。

「六味丸」「八味地黄丸」も認知症に効果がある

「六味丸」も認知症に効果があるとされています。「六味丸」は、地黄《じおう》、山茱萸《さんしゅゆ》、山薬《さんやく》、沢瀉《たくしゃ》、茯苓、牡丹皮を原料としたもので、耳鳴り、腰痛、倦怠感、足のしびれなどに効果があるとされている漢方薬です。

なお、「六味丸」に桂枝《けいし》と附子《ぶし》を加えたものが「八味地黄丸」です。倦怠感、腰や足の冷えやしびれ、尿量減少、多尿、老人性白内障、動脈硬化などに効果があるとされています。「六味丸」の成分も含まれているので、認知症に対する効果も期待されます。

なお、「附子」とはトリカブトの根のことです。これは毒性の強いものですが、微量であれば、新陳代謝を活発にし、鎮痛作用や強心作用があるということで、漢方薬の重要な原料として使われているのです。

ボケを防ぐ食品

漢方薬

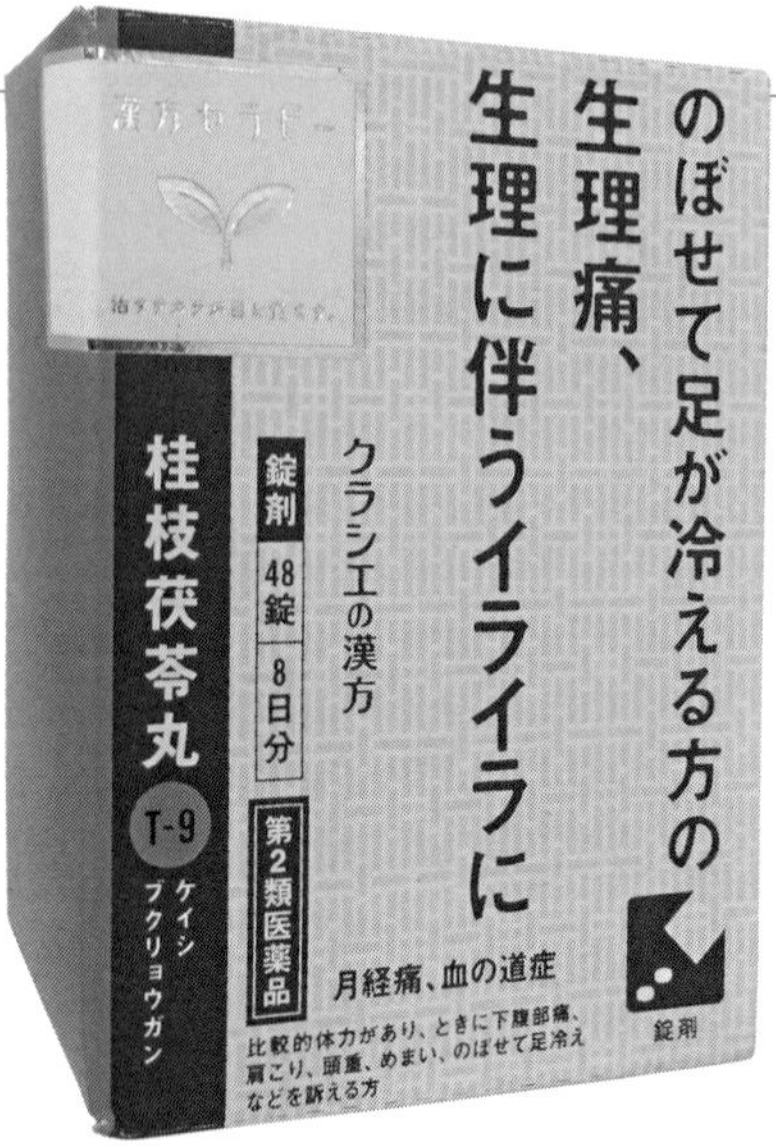

［クラシエ薬品］

クラシエの漢方 桂枝茯苓丸

血行を改善し、肩こりや頭重に効果 脳血管性認知症にも効果が期待できる

販売名	［クラシエ］漢方桂枝茯苓丸料エキス錠
成分	成人1日の服用量6錠（1錠310mg）中 ・桂枝茯苓丸エキス（1/2量）1150mg（ケイヒ・ブクリョウ・ボタンピ・トウニン・シャクヤク各2.0gより抽出） ・添加物として、ヒドロキシプロピルセルロース、クロスCMC-Na、ステアリン酸Mg、二酸化ケイ素、セルロースを含有する。
効能	比較的体力があり、ときに下腹部痛、肩こり、頭重、めまい、のぼせて足冷えなどを訴えるものの次の諸症：月経不順、月経異常、月経痛、更年期障害、血の道症、肩こり、めまい、頭重、打ち身（打撲症）、しもやけ、しみ、湿疹・皮膚炎、にきび
用法・用量	1日3回食前又は食間に水又は白湯にて服用 成人（15才以上）…1回2錠　15才未満7才以上…1回1錠 7才未満は服用しないこと

「桂枝茯苓丸」は、更年期障害や月経不順、月経痛など主に婦人病の改善によく使われている漢方薬です。

この製品の箱には、「のぼせて足が冷える方の生理痛、生理に伴うイライラに」と大きく表示されています。

足の冷えなどの症状は、血行不良が原因となっていることが多いので、血行をよくしてやれば、症状が改善できるというわけです。

また効能に、「肩こり、頭重、めまい」とありますが、これらも血行不良が関係しています。したがって、それらの症状も改善が見込めるのです。

頭重は、脳の血行が悪くなることが一因と考えられますが、その症状を改善するということは、脳血管性認知症の症状も改善できる可能性があると考えられます。「頭が重い」あるいは「頭痛が続く」などのときに服用すると、改善が見られるかもしれません。

値段は、1箱（48錠入り、8日分）が1969円（税込み）でした。

現在、私は68歳（1954年9月生まれ）ですが、ボケないように日々気をつけています。脳血管性認知症にならないために、血管を丈夫でしなやかな状態にして血液の流れがよくなるように心がけています。本書にも書きましたが、毎日ゼラチンパウダーを食べて、最近ではビタミンCも摂取しています。緑茶粉末も毎日お湯に入れて飲んでいます。そばや納豆も頻繁に食べています。

またアルツハイマー型認知症と関係のあるスクラロースやアセスルファムKなどの人工甘味料が使われている飲料やお菓子などは一切食べません。

これらを続けているためか、幸い頭の働きもそれほど衰えていないようで、こうして原稿を書いています。それからこの歳で過去20年以上、病気になって病院で診療を受けたという経験がありません。昨年末に新型コロナウイルスに感染して咳と熱がでましたが、病院には行かず、とくに治療薬も飲まず、栄養を十分摂るようにして、さらに市販の漢方薬を飲んで自力で治しました。後遺症はとくにありません。

なお、新型コロナウイルスのワクチン接種は一回も受けていません。もともと私はインフルエンザなどのワクチンも受けたことがなく、薬も漢方薬以外の現代薬は服用していないので、ワクチンを接種した場合、おそらく強い副反応が出て、寝込んでしまうことが予測されたからです。

認知症やその他の病気にならないようにするためには、自分で意識的に予防を心がけることです。「病気になったら医者に診てもらえばいい」という考えはやめたほうがよいでしょう。自分の体のことを一番知っているのは自分であり、自分の体は自分でケアするように心がけるのが最もよい方法なのです。

認知症は高齢者にとって大きな脅威ですが、その正体を理解し、予防にとってプラスになることを知り、それを実践すれば、十分予防できると考えられます。本書はその具体的な方法を示したものです。参考にしていただければ幸いです。

なお、本書の編集・制作にあたっては、ビジネス社編集部の山浦秀紀さんに労をとっていただきました。この場を借りて感謝の意を表したいと思います。

２０２３年８月

渡辺雄二

[著者プロフィール]
渡辺雄二（わたなべ・ゆうじ）
1954年９月生まれ。栃木県出身。千葉大学工学部合成化学科卒。消費生活問題紙の記者を経て、82年からフリーの科学ジャーナリストとなる。以後、食品、環境、医療、バイオテクノロジーなどの諸問題を、『朝日ジャーナル』『週刊金曜日』『中央公論』『世界』『新潮45』『日刊ゲンダイ』などの雑誌や新聞に執筆。とりわけ、食品添加物、合成洗剤、遺伝子組み換え食品などに詳しく、全国各地で講演も行っている。
著書は『[最新版] 食品添加物ハンドブック』『病気がイヤなら、これを食べなさい』『がんがイヤなら、これは食べるな』（以上、ビジネス社）など多数。なかでも『食べてはいけない添加物　食べてもいい添加物』『コンビニの買ってはいけない食品　買ってもいい食品』『飲んではいけない飲みもの　飲んでもいい飲みもの』『買ってはいけないお菓子　買ってもいいお菓子』（だいわ文庫）は10万部を超える、また『食べるなら、どっち!?』（サンクチュアリ出版）と『加工食品の危険度調べました』（三才ブックス）は20万部を超えるベストセラーとなる。1999年に出版した、『買ってはいけない』（共著、金曜日）は200万部を突破し、その後も『買ってはいけない』シリーズを執筆し続け、2014年９月にはシリーズ10冊目となる『新・買ってはいけない10』を上梓。「買ってはいけない」のコラムは現在も『週刊金曜日』に連載し続けており、連載は26年以上続いている。

認知症は予防できる！　ボケるのがイヤなら、これは食べるな

2023年10月１日　　第１刷発行

著　者　渡辺雄二
発行者　唐津　隆
発行所　株式会社ビジネス社
〒162-0805　東京都新宿区矢来町114番地
神楽坂高橋ビル５階
電話 03(5227)1602　FAX 03(5227)1603
https://www.business-sha.co.jp

カバー印刷・本文印刷・製本/半七写真印刷工業株式会社
〈装幀〉谷元将泰
〈本文デザイン・DTP〉関根康弘（T-Borne）
〈イラスト〉小沢陽子（口絵）　原田美香
〈営業担当〉山口健志　〈編集担当〉山浦秀紀

ISBN978-4-8284-2559-7